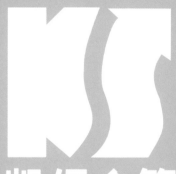

凱信企管

**用對的方法充實自己，
讓人生變得更美好！**

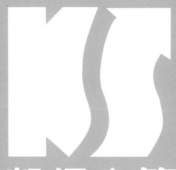

凱信企管

**用對的方法充實自己，
讓人生變得更美好！**

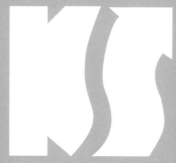

凱信企管

用對的方法充實自己，
讓人生變得更美好！

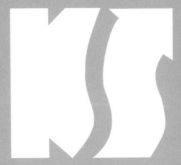

凱信企管

用對的方法充實自己，
讓人生變得更美好！

強肌力50問，讓你抗肌少，活得好！

肌少成疾

肌少症專家聯手傳授**保健**×**營養**×**鍛鍊**
搶救肌少症，強健下半生

陳昭蓉
醫師

　　有一天，由女兒陪同來看診的美英阿姨拖著沉重的腳步走進診間，她抱怨因為膝蓋疼痛讓她無法正常活動，朋友邀約一起出遊也都無法參加，這一切讓她非常痛苦與沮喪，而且體重在這五個月期間掉了 5 公斤，她很害怕，以為自己得了什麼病，去醫院做了很多檢查，一切都正常……女兒抱怨說，再這樣下去，不只媽媽快要得憂鬱症，全家人也都受不了了。

　　在經過仔細檢查與了解之後，才發現：原來是因為她看了很多網路上的文章說，老年人要吃清淡飲食才不會有三高的問題，才不會得腦中風，所以近半年的飲食都以蔬菜為主，蛋白質的攝取嚴重不足，以致於體力越來越差，當然沒有動力出外活動，加上後來的膝蓋疼痛更是雪上加霜。於是我開始安排復健治療她的膝關節疼痛，還鼓勵她參加診所開辦的運動營養訓練班。一開始她還擔心無法負荷運動班的訓練，但是 12 週下來，在女兒的陪同與治療師的鼓勵下，美英阿姨不僅課堂上認真做，回去還每天照表操課；除此之外，加上營養師的營養指導，調整她的飲食組成。經過三個月的訓練之後，很明顯看到的成果：她的膝關節疼痛消失了，握力從一開始的 18 公斤進步到 21.8 公斤（女生正常要大於 20 公斤），體力也漸漸恢復，又可以像以前一樣出去走路運動，並且參加朋友的旅遊與聚會。半年後我再遇到她，她很高興的告訴我，體重比起最輕的時候已經整整多了 6 公斤，而且現在整個人的體力精神都很好，並且很得意的告訴我，她還是很認真的繼續做運動班學到的運動……聽到這些，我都為她的改變感到開心。

其實門診類似這樣的個案不少，很多長輩隨著年齡的增加，身體機能一直退化，再加上活動力變差、活動量變少、營養不足，肌少問題就越來越嚴重，接踵而來的是肌少造成的關節退化以及跌倒等等問題，從此就因失能而讓生活品質一路下滑。所以我一直很想出一本書，告訴大家如何提早預防肌少症，希望民眾能夠在年輕的時候養成正確的運動與飲食習慣，來減少老年之後肌少症的威脅；同時，讓已經衰弱的長輩知道，只要用對方法還是可以增加肌力與耐力，維持更好的生活品質。人類的壽命隨著醫療的進步節節攀升，千萬不要讓失能、衰弱來影響我們的生活品質；把我們的肌力顧好，讓晚年的生活能夠活得健康、活得精彩！

很高興凱信出版社邀請林宗慶醫師、許碧惠營養師和我共同出版這本《肌少成疾》一書，文中集結我們多年臨床經驗，解答民眾常見的問題，並且邀請物理治療師與運動專家共同設計一些日常生活簡單容易做的運動，希望藉由這本書的出版，幫助大家正視肌少症的問題，提早做好預防與準備！

感謝多位醫界、體育界、營養界前輩專家支持與共同推薦本書，也感謝共同參與規劃及運動示範的同仁。在此提醒各位讀者，閱讀本書之後要身體力行、持之以恆，才能真的達到效果喔！

作者序

林宗慶
醫師

　　肌少症近十年來在醫界開始受到重視，因為這和許多族群及慢性疾病有關聯；尤其在全世界都邁入高齡化社會之後，更是十分重要的課題，甚至已成為「活動的隱形危機」。所以在這幾年，無論是醫療界、營養界、運動界，甚至在健康照護領域，都為大眾廣為討論，希望透過多元的方式可以「增肌減脂」，進而改善健康及提升身體各項功能，達到活躍老化的目的！

　　筆者身為復健醫學、老年醫學及疼痛醫學三項領域的專科醫師，從事醫療工作多年以來，深感老化對國人健康的影響，因此，如何推廣肌少症觀念的那粒種子，便開始在筆者心中萌芽，希望民眾能夠透過及早篩檢、預防及醫療介入，大大降低肌少症對長輩健康的衝擊，同時提高民眾對肌少症的重視。

　　《肌少成疾》一書的出版是在一個很棒的機緣下牽成。在筆者服務的醫療單位舉辦的一次肌少症篩檢活動裡，巧遇凱信出版的編輯群來參加活動，他們對於這個議題十分感興趣，相談甚歡、一拍即合下，隨即便開始著手本書的編纂。

　　本書的三位主要作者，無論是在復健醫學、老年醫學、運動醫學及營養專業的學理及實務上均有豐富的經驗；同時，全書結合了醫師、營養師、物理治療師及運動專業教練，從知識篇、疾病篇、生活篇、治療篇及運動篇，透過 Q&A 方式，將常見的問題，以淺白易懂的文字及圖表解說，搭配動靜

態照片或影片示範，生動活潑且深入淺出地將肌少症做一個完整的介紹，讓民眾甚至相關專業人員，可以對於肌少症以及相關的疾病所造成的影響，能夠有正確及完整的認識，並透過預防、治療進而延緩失能的方式，減少肌少症對國人健康的影響。

筆者過去有機會和國內其他優秀學術研究團隊共同執行：「推動高齡者在社區運動健康老化研究」的整合型計畫，在執行的過程中，看到許多長輩因為慢性疾病或老化的原因，開始出現行動能力下降、日常生活自理功能以及健康受到影響而困擾，嚴重的話，甚至照顧者及家人也因此受到拖累，所以更衷心期待藉由本書的發行及推廣，讓廣大民眾對於「肌少症」能有進一步認識，並開始重視肌少症，達到預防重於治療的目的！

謝謝精心策畫本書的凱信出版同仁及協助本書內容的所有醫療及健康照護團隊工作人員，更要感謝許多師長、醫界先進的肯定共同推薦本書，期能喚起已邁入高齡化社會的臺灣，對此一課題的正視及提升民眾自我照護的能力。最後也要謝謝在背後默默支持我的家人們，讓筆者在本書撰寫的過程中無後顧之憂，期待本書可以讓讀者們有滿滿的收穫！

作者序

許碧惠
營養師

　　「民以食為天」，「吃」是很簡單的例行公事，但是您都「吃」對了嗎？大家追求的是三餐溫飽還是精製美食？亦或是除了美食之外還能兼具均衡營養？飲食、營養與健康是環環相扣之議題，讓我們由這本書開始來注意自己、家人及朋友的健康吧！

　　醣類、蛋白質、脂肪、維生素及礦物質是每日必須之營養素；六大類食物中各含有不同的營養素，藉由食物攝取營養素，主要在持續維持健康身體。人體在代謝合成過程中，尤其是蛋白質之合成作用為「全有或全無」定律，意指在所有胺基酸、營養素都齊全的情況下，始能順利合成身體蛋白質，這也就是均衡飲食的重要所在；飲食愈均衡，身體就愈健康，也是本書一直強調的概念。食物的攝取不是貴在價格的高低，而是貴在各營養素攝取都足夠，讓所攝取的營養素都能合成、維持身體組織正常功能，不要被當成能量消耗掉。

　　健康的生活型態是維持身體健康之基本元素；而健康的生活型態包括健康飲食、適度運動與戒菸、酒、檳榔等。運動這件事，恐怕對許多人而言是「知易行難」。運動很重要，在運動中心有專人的指導下運動，是較安全且事半功倍；但，運動也需要持續性，因此，若是能夠在家裡隨時都可以鍛鍊，應該是最便利地。本書特別收錄由復健科醫師及復健老師、教練精心設計的簡單鍛鍊項目，利用照片／影片教導大家如何安全、有效地來運動，也是本書珍貴之處。

肌少症不是老人家的專利，年輕人或中年人也可能肌少惹上身。我常常在醫院病房或門診中，會不自主地多看病人一眼，看看病人太陽穴是否凹陷、手掌虎口處的肌肉是否還在？也會摸一下病人的肌肉硬度是否夠堅實？當然隨著年齡的增加，尤其又有慢性病纏身，有肌少症的機率自然較高；在醫院中也觀察到有這個現象與趨勢。一旦肌肉量少，日常生活功能（如提重物、走路步伐大小、走路穩定度等）即受到影響，但只要飲食營養與運動的介入、良好的慢性疾病控制，是可以有效改善肌少的困擾，慢慢恢復日常生活功能，達到「復能」的目的。

　　「肌少成疾」一書，結合了多位專業人員合力完成，以問與答的方式，解釋飲食營養、運動與肌少症的 50 個重要相關問題，讓民眾能一次全面性的了解肌少症的預防與改善。過程雖然辛苦，但果實確是甜美的。本書能如期出版，要感謝所有合力的復健科醫師、復健老師及出版社同仁的付出。也期待這本能幫助讀者們找回健康、找回活力，杜絕肌少。

目錄
Contents

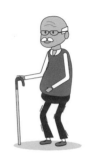

第二章　疾病篇－如何發現及診斷肌少症

第三章　預防篇－運動／飲食／生活習慣

第四章　治療篇－體適能觀念及實用肌力訓練

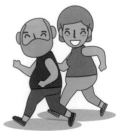

第五章　鍛鍊篇－強化四肢及軀幹肌力運動

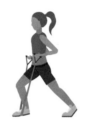
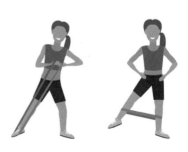

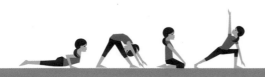

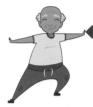

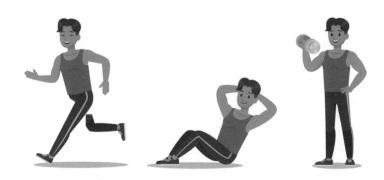

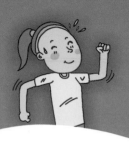

第一章

知識篇

認識肌少症
（肌肉的重要）

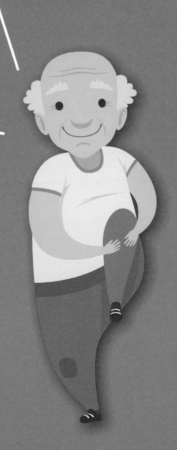

Q1 我比較胖，身上肉比較多，所以不會有肌少症的問題？

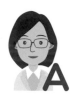

不一定哦！

相反地，肥胖的人反而要特別小心「肌少」的問題。

肥胖，除了體重的數字要注意之外，「體脂肪」也是一個需要特別關注的問題。有些人雖然體重比較重，可是肌肉量是多的，這樣的體質我們就不定義為肥胖。所以，**「體脂肪」是判定肥胖的一個重要指標**。

我們都知道體脂肪過多或增加導致體重過重，會衍生很多慢性疾病或是造成三高問題，尤其是年長者隨著年齡增加的肌肉流失，再加上身體活動量大幅降低，會讓肌肉量更減少、體脂肪更增加，所以會衍生的肌少問題更是十分嚴重！因此針對肥胖的年長者，建議一定要從飲食跟運動著手，才能夠徹底減少體脂肪、增加肌肉量，改善肌少的問題。

	理想體脂率		肥胖
	30 歲以下	30 歲以上	
男性	14-20%	17-23%	**25% 以上**
女性	17-24%	20-27%	**30% 以上**

資料來源：衛生福利部國民健康署

Q₂　瘦的人比較容易有肌少症的問題嗎？

很多人的體型看起來比較瘦，其實他是骨架比較小，所以不見得會有肌少的問題。

通常我們比較在意的是身體組成，像很多馬拉松選手看起來非常瘦，可是他肌肉量是足夠的，這樣就不容易有肌少的問題。

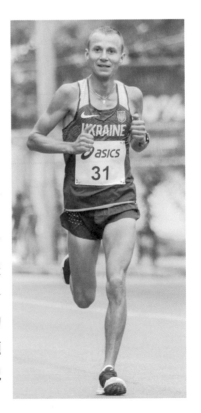

我們反而要擔心的是老來瘦的現象。很多年紀大的人，因為隨著年齡增加，整個身體活動量也跟著降低，再加上牙口問題無法咀嚼較硬的肉類，還有因疾病刻意的少油少鹽烹調方式，導致胃口不佳，以上種種問題導致飲食量相對地減少，如果在飲食組成方面沒有特別注意的話，蛋白質攝取量若也隨之減少，加上活動量減少，就會造成體重下降；而這下降的部分絕大多數都是肌肉消失、體脂增加，這才是大家要特別注意的問題。我們一般會看身體組成分析的結果來判斷，後面的章節中還會告訴大家如何判斷是否有肌少問題。所以，**瘦的人不一定會有肌少的現象，但是若因飲食問題而造成的老來瘦現象，就要小心肌少症的狀況了。**

Q3

平時容易腿軟、腳無力，甚至久站就腿痠、走路時間長一點雙腳就發抖，這也是肌少症的現象嗎？

A 隨著臺灣在 2018 年進入高齡社會，家中長輩的健康及照護問題變得要更加特別注意。例如，在行動力方面。你是不是也發現：當週末假日全家人想出門走走、踏青時，長輩常常會說不太想外出，或者出門才走沒幾步路就喊累；甚至會有腿痠、腿軟，沒辦法再繼續往下走的狀況，導致出門遊興受到影響。

其實在這時候就該要注意，長輩的行動力可能出了一些狀況。容易腿軟、腳無力的原因非常多，並非單純是肌少症所造成的現象，通常還有可能是以下幾種原因：

● 肌肉骨骼系統

隨著年齡老化，有些關節逐漸會產生退化性關節炎，容易造成膝關節或髖關節附近的疼痛、腫脹甚至無力的狀況，久而久之，一些慢性的疼痛也會讓長輩不願意出門活動，長時間下來，很容易造成下肢肌力退步，就會腿痠、腿無力。

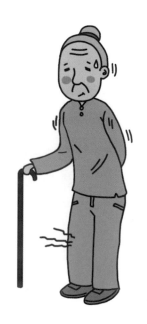

● 神經系統

長輩本身如果患有頸椎、腰椎的退化性關節炎或是骨刺，當骨刺壓迫到神經，最常見的也是容易出現上肢、下肢或雙腳無力，甚至合併一些痠麻疼痛的現象，導致不願意久站，或是無法走得比較久。另外有些慢性疾病，像是糖尿病，也會合併周邊神經病變，下肢的力量也會受到影響。

● 藥物

長輩平時若有服用藥物，也有可能會有影響。因為有些藥物長時間服用也可能會造成下肢肌力下降的狀況，常見的包括有：抗憂鬱藥物，它不僅會造成肌力下降，甚至會增加跌倒的風險；另外，像是心血管疾病類的藥物，例如：降血壓、降血脂的藥物，其中的利尿劑、硝酸鹽等等，有些長輩在長時間服用之後，也會出現肌肉容易痠痛或是下肢無力的現象。所以，若是家中長輩出現了這些下肢的問題，最好和醫師做進一步的討論，確認是否有其關聯性。

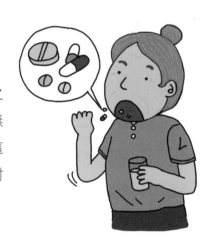

若是都與上述三個問題無關的話，就極有可能是老化所造成的原因。一般年長者隨著年齡增加，肌肉功能的變化，包含：肌肉力量下降、膝蓋伸直速度降低、容易發生肌肉疲勞，或是肌肉效率降低，如腿軟、腳無力、無法久站、走點路雙腳就會發抖……都是肌力跟肌耐力不足的現象。

另外，長輩的生理功能也很容易受到健康因素影響，例如，長輩因為肺炎或是蜂窩性組織炎，需要住院打抗生素治療，很多長輩在住院一個星期出院回家後，就會有下肢無力，甚至行走發生問題的狀況發生。其中最主要的原因是在住院期間，老人家的蛋白質攝取量不夠、分解量增加，加上臥床休息活動量較少，肌肉量就會流失。

一般來說，**健康的年輕人若是臥床一個月，下肢肌肉量流失大約 0.5 公斤，但老人家臥床三天，就可能流失掉大約一公斤左右的肌肉量**，差異甚大；而這小小的一公斤肌肉量大約就占了小腿肌肉的百分之十，可能就會造成長輩行動上的障礙，這些小地方都是平常我們在照顧長輩時需要特別注意的。

附帶一提，隨著人口老化，「肌少症」和「衰弱症」這些老年病症候群的問題逐漸受到重視。肌少症的核心表現就是：肌肉力量、質量，或是生理表現的下降；而衰弱症，則是長輩多項生理機能衰退，且程度超乎該年紀應有的水準，它的核心表現為：體重減輕、肌力下降、活動力變弱。

從上述可以看出，肌少症和衰弱症有相似的成因，那麼如何從平時照顧中正確分辨？這裡提供快速篩檢衰弱症的方式供大家參考：

➕ 「衰弱症」快速篩檢表

觀察條件	症狀	評分
體重是否減輕？	主要是要了解在非刻意減重的狀況下，過去一年體重是否有減少三公斤或大於百分之五。	否：0分 是：1分
下肢功能判斷	看看長輩是否無法在不用手支撐的情況下從椅子上站起來，同樣動作連續五次。	否：0分 是：1分
活力降低	觀察、詢問長輩在過去一週內，是否有提不起勁做事或做事沒有動力的情況。	否：0分 是：1分

結果 上述三項條件分數加總： > 2 → 衰弱症

　　　　　　　　　　　　　　 = 1 → 衰弱症前期

　　　　　　　　　　　　　　 = 0 → 健康狀態

　　綜合上述，若是長輩平時容易腿無力、腿軟、站久一點就腿痠、走久一點雙腿就發抖，當然有可能是肌少症的症狀，或有衰弱的傾向，建議還是要帶長輩尋求醫療人員的整體評估，了解是否有疾病相關等問題，待將相關問題釐清後，才能妥善擬定照顧計畫，協助家中長輩改善日常生活機能，延緩身體功能逐漸走下坡的狀況。

Q₄ 肌少症是老人家的專利，年輕人根本不用擔心，這是正確的嗎？

A 的確，我們常聽到很多人這麼說！但到底正不正確呢？

　　首先，我們先來看看肌少症形成的原因。其實老化是最主要的因素，其他像是營養、活動量不夠，甚至像是慢性病及賀爾蒙的因素也都會有影響。在肌少症初期體能表現仍不差時，肌力已經開始衰退了，所以我們一定要越早警覺這個問題，提早做好預防與準備。

　　以年輕人來說，比較常見的就是營養不均衡，因為現在年輕人普遍都以外食為主，含糖、澱粉、油炸類的食物比較多，相對地蛋白質、維他命等微量元素比較不足。另外，還有活動量的問題，年輕人大都是以文書工作為主，上下班又開車、搭捷運、搭公車，若是假日沒有特別運動的話，活動量便明顯地不夠。至於賀爾蒙的部分，由於女性在更年期之後荷爾蒙減少，也會造成肌肉量不足。

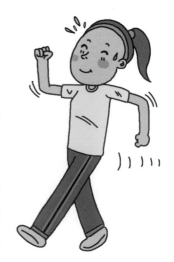

　　所以，從整體看來，雖然肌少症都好發在年長者的身上，但很大部分的原因，皆是因為沒能趁年輕時養成良好的運動習慣來及早地預防。

　　建議大家，在年輕時多儲存一些肌肉本，就像存錢一樣，趁年輕多存一點錢，年紀大時就越不擔心沒有錢用。肌肉儲存的概念也是如此，在

我們年輕時透過一些活動、運動來儲存肌肉，因為肌肉量越多，關節負擔相對就會減少，當然退化性關節炎發生的機率相對地低，同時對慢性病的預防也會有幫助。肌肉少，相對地脂肪量就會過多，就會造成肥胖（我們稱為肌少性肥胖），也容易引起糖尿病、高血壓、高血脂等三高的問題，也容易造成關節炎的負擔而提早退化。

　　所以，在年輕時，如果能夠透過正確、有效的方法來儲存肌肉，減少各種肥胖因素，就可以延緩老化，同時讓三高、關節炎等等慢性病的發生率相對減少的話，對預防肌少症有很大的幫助；也就是說，在隨著年齡增加、老化持續進行的過程中，適當調整飲食、生活習慣，便能延緩老化的進行，擁有比較健康的生活品質。

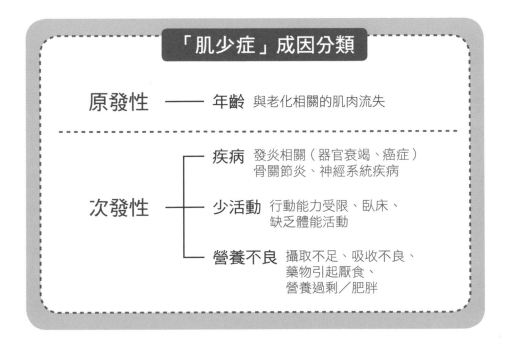

「肌少症」成因分類

原發性 —— 年齡 與老化相關的肌肉流失

次發性 ── 疾病 發炎相關（器官衰竭、癌症）
　　　　　　　　　骨關節炎、神經系統疾病
　　　　── 少活動 行動能力受限、臥床、
　　　　　　　　　缺乏體能活動
　　　　── 營養不良 攝取不足、吸收不良、
　　　　　　　　　藥物引起厭食、
　　　　　　　　　營養過剩／肥胖

Q5 有沒有簡單的方法觀察家中長輩（自己）有沒有肌少症的問題？

A 家裡的長輩隨著年齡增長，慢慢的會出現體力衰退、牙口不好、進食量漸少、活動量減少的狀態，這個時候照顧的家人就要提高警覺了。

可以透過一些簡易的方式去觀察，看看家中長者有沒有肌少的問題：

一、外觀上：我們可以從長輩的幾處外觀來觀察他的肌肉量是否正在流失。

1. **手部背側，也就是虎口的地方、鎖骨上方以及太陽穴。** 一般的中年人應該都是飽滿、有肌肉的，但若有肌少症問題的長輩，以上三個地方都可能出現凹陷或是肌肉流失的問題。

◎ **手背虎口**：食指與拇指靠攏時，前後移動時骨骼間的肌肉應該平坦或隆起。

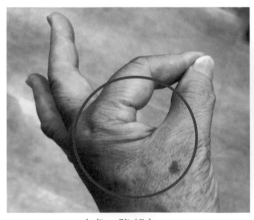
（虎口隆起）

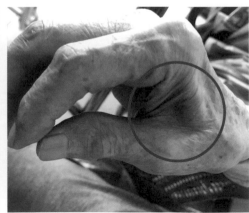
（虎口凹陷）

◎ **鎖骨**：當肌肉放鬆、手臂放下時，女性可微微看到鎖骨，男性則不應該看到。

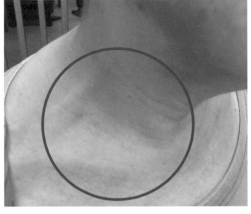
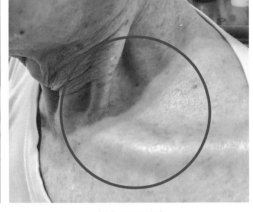

（鎖骨飽滿） （鎖骨凹陷）

◎ **太陽穴**：肌肉量足夠時，太陽穴應是飽滿狀態；若呈現凹陷，則有肌肉流
失之虞。

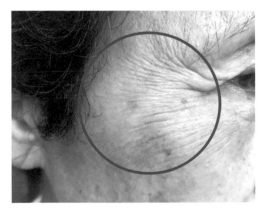
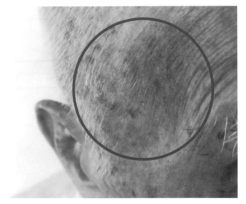

（太陽穴平坦） （太陽穴凹陷）

2. **小腿肚的位置**。請長輩用自己大拇指及食指左右兩手一起將小腿肚圈起
來，如果**很輕易就能把自己的小腿肚圈起來，或是呈現空隙很大的情況**
就要注意，可能有肌少的風險。

● 肌少症風險：

低　　　　　　　　　　　　　　　　　　　　　高

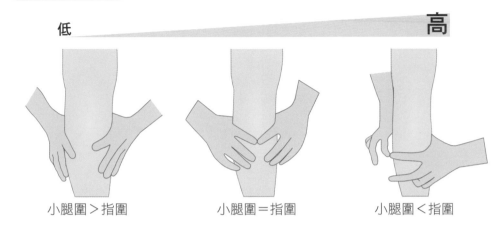

小腿圍＞指圍　　　　　　小腿圍＝指圍　　　　　　小腿圍＜指圍

二、生活機能：觀察長輩在日常的生活機能，亦能看出是否有肌少的風險。

1. **走路遲緩**：在室內平地行走時，長輩會不會越走越慢，或是出現行走困難的現象？

2. **握力下降**：長輩在平時拿取物品或是日常購物時，是否可以輕易拿起大約五公斤左右的沙拉油罐；另外，毛巾總是擰不乾……這都可能是握力下降的現象。

3. **行動吃力**：例如：從椅子上起身變得困難，無法馬上站起來、必須用手撐住桌面或扶手，才有辦法從椅子站起來、爬樓梯出現困難，爬兩三階就需要休息，都有可能是因為肌肉流失而影響行動能力。

4. **跌倒機率增加**：若在過去一年裡，有連續跌倒兩次以上，就需特別留意。

5. **體重減輕**：如果長輩過去六個月內，**在非刻意減重的情況下，體重減輕百分之五**，例：原本體重 60 公斤的長輩，半年內沒有特別原因體重掉了 3 公斤（原本體重的百分之五），這時也要特別注意！

三、自我感受：當長輩自己感覺有以下的現象時，家人也要特別注意。

1. 自覺與親人或朋友握手時，握力變弱。

2. 過馬路時，以往一個紅綠燈就可以一次性地過完馬路，但是現在可能才走到分隔島，燈號就變了，必須分兩次才可以過完馬路。

3. 過去上下樓梯可以不用藉扶手使力，現在一定要藉扶手輔助，才能順利地上下樓梯。

　　除了上述利用觀察的方式可以來做評估之外，另外，在 2013 年專家學者也提出一項名為「SARCF」快速、簡單的篩檢問卷，利用問卷評估個案的五項機能狀況，亦可輕易地篩檢出是否有「肌少症」的可能。

● SARCF 篩檢問卷內容：

S（strength 肌肉強度）	評估個案本身提起 10 磅的重物是否有困難？	沒有困難 0 分 有點困難 1 分 非常困難或無法執行 2 分
A（assistant in walking 行走是否需輔助）	評估個案走過一個房間的距離是否有困難？	沒有困難 0 分 有點困難 1 分 非常困難、要協助甚至無法完成 2 分
R（rise from a chair 從椅子起身）	評估個案從椅子或床上起身是否有困難？	沒有困難 0 分 有點困難 1 分 非常困難或需要他人協助 2 分
C（climb stair 爬樓梯）	評估個案一次爬十階樓梯有多困難？	沒有困難 0 分 有點困難 1 分 非常困難或無法完成 2 分
F（fall 跌倒）	評估個案過去一年跌倒的次數？	沒有跌倒 0 分 1~3 次 1 分 4 次以上 2 分。

　　將以上五個問題評估的**分數加總，若大於 4 分**，就表示個案可能已有肌少症，要特別注意了。

Q6 家中長輩如果得了肌少症,我是不是也會遺傳?

目前調查發現:如果家中有人得了肌少症,下一代得肌少症的比例也會比較高。但是,許多科學研究,目前還沒有找到確實的證據可以證明,與「基因」是有直接關聯的;許多的相關研究都還在實驗中。不過,至少我們已經可以看到肌少跟整個生活型態是習習相關的,也就是日常生活的飲食、作息,例如:運動習慣,都跟肌少有關係。

另外,現代人常見的「肥胖」,其實跟家族遺傳有很密切的關係,如果父母親肥胖,下一代肥胖的機率也會較高;還有像三高的問題,例如:糖尿病、高血壓、高血脂等等,也都跟遺傳有關;而這些問題也都和肌少互為因果關係,所以才會有「若是父母有肌少的話,下一代肌少的比例也會較高」的情況出現。

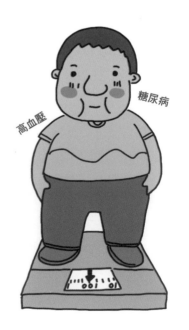

高血壓

糖尿病

所以,「肌少症」可能不見得是直接的基因遺傳,但是在相同的生活型態下,同家族的人可能有較高的發生率。這個結果也是告訴我們,必須要努力去做一些改變,從飲食、生活型態去調整,就可以逆轉。

Q₇ 肌少症除了年紀因素，還有什麼其他原因導致肌少症？哪些人是高危險群？

臺灣人口快速老化，107 年 3 月底，我國戶籍登記 65 歲以上老年人口計 331 萬人，占總人口 14.1％，正式邁入「高齡社會」，預計到 2025 年，高齡的人口可能會達總人口數的 20％，所以高齡化已經是必然的趨勢。面對這樣高齡浪潮，如何維持良好的身體狀況及行動力，是你我要提早注重的一大課題。

哪些人是肌少症的高危險群呢？

一、先天性的原因：

1. **據統計，女性是肌少症比例較高的族群。**之所以會有這樣的結果，可能跟女性停經後賀爾蒙缺乏，還有在華人社會裡，男主外、女主內的傳統觀念有關，女性大部分都以持家為重，所以活動量相對較少。

2. **先天的基因也有相關的影響。**越來越多研究指出，容易罹患肌少症的人，體內基因可能也有部分先天缺陷。

二、生活習慣造成：

1. **外食的人。**現代人大都外食，而外食造成的營養不足、不均衡，也會讓肌少症發生的比例上升。另外，蛋白質的攝取不足、過度飲酒、抽菸……有這些不良生活習慣的人，也都是肌少症的高危險群。

2. **平時身體活動量不足的人**。例如：整天坐在辦公桌前工作、打電腦，下班後聚餐、應酬……像這樣的工作及生活型態，導致國人平均的運動量不足，也是肌少症風險增加的原因之一。

三、飲食方式的影響：

1. **長時間節食的人**：許多為了瘦身的年輕女性，常常透過節食減肥來維持美好的體態，或是年長者因為慢性疾病的關係，透過飲食控制，每天刻意少吃，長時間下來造成飲食不均衡。表面上看起來體重確實有減輕了，且BMI（身體質量指數）也都在正常範圍值內，但透過這樣的方式，實際上減到的卻都是肌肉，而非脂肪，這樣一來，很容易形成所謂的「肥胖型肌少症」，身體肌肉量不足、體脂肪偏高，也就是坊間說的「泡芙人」。所以不論什麼原因，**在控制體重時，不能一味地只注意體重數字或是 BMI，必須要了解實際身體組成的各項數字，才不至於只減掉肌肉而留下脂肪。**

2. **因為疾病臥床的人**：有些人可能因為中風、骨折等原因住院治療而需臥床休息一段時間，或因為生病造成身體無法活動，導致肌肉量快速流失，也都很容易增加罹患肌少症的風險。

四、老化的因素：

1. **肌肉細胞凋亡**：老化本身會增加肌肉流失的速度，以及蛋白質分解速度的增加，若此時蛋白質攝取量不足，造成合成速度不及分解的速度，也會導致肌肉開始快速流失。另外，體內如果處在發炎狀態，也會增加肌肉及蛋白質的耗損。再談到，老化本身就會造成肌肉細胞數量減少，最主要原因

是會讓我們體內肌生長抑制素 myostatin 產生自我凋亡，也會減少肌細胞功能及數量。

2. **賀爾蒙調控不正常**：隨著年齡增加，男性體內的睪固酮、賀爾蒙，或女性雌激素濃度都會逐漸下降；另外，體內維他命 D3 濃度不足，或甲狀腺功能不正常，或生長賀爾蒙 IGF-1 等分泌不夠、胰島素的阻抗性增加，這些也都會造成肌肉量開始下滑或減少。

3. **神經系統的變化**：因老化原因而產生的神經系統的變化，包含神經細胞數量及功能減少而影響到神經肌肉的控制，還有體內粒線體功能衰退，以及周邊血液循環不足，都增加了肌少症發生的風險。

五、因慢性疾病的影響：

1. **認知功能障礙**：例如，像失智症的長輩因為認知功能退化，導致情緒甚至飲食及活動能力下降，進而也會造成肌少症的風險增加。

2. **情緒障礙**：也容易造成身體壓力增加，相對地會讓壓力賀爾蒙分泌過量，這時也容易產生不良影響。而這類**壓力賀爾蒙其實也是屬於類固醇的一種；類固醇最大的副作用，就是導致脂肪量增加，同時也會造成肌肉量減少，使我們容易變胖。**

3. **其他疾病**：諸如像糖尿病、心臟病、慢性腎臟病、慢性阻塞性肺病、心衰竭、肝硬化、周邊動脈阻塞、骨質疏鬆、退化性關節炎或一些慢性疼痛等等這些慢性病，也會使肌少症罹患比例增加。

六、藥物的影響：

• **臨床上常使用的抗憂鬱藥物、利尿劑、降血脂的用藥**，長期服用有可能會讓身體的肌肉量減少，降低手部握力、甚至肌肉力量。有些癌症病人在接受治療期間，很容易合併一些惡病質，導致體重下降或食慾不佳，這些原因也會影響身體的肌肉質量、力量，甚至連帶的影響身體活動功能而增加肌少症發生的機率。

　　以上處於這些狀況下的人都可能是肌少症的高危險群，所以，在日常生活中，如何提早發現肌少症的症狀，並透過正確的飲食及運動的積極介入，逆轉肌少症對健康產生的威脅，是每一個人都要正視的課題。

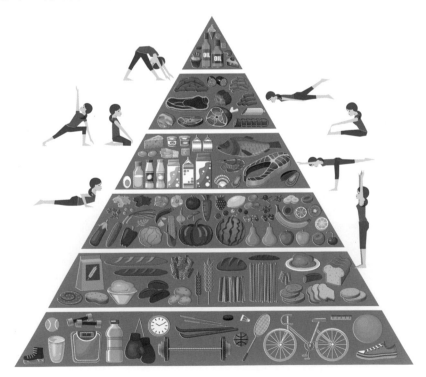

Q8 肌少症的症狀只會顯現在四肢嗎？

所謂肌少症，指的是漸進性的肌肉質量減少，及肌肉力量和生理活動降低，而這樣的變化可能會造成疾病發生率提高、生活品質降低，甚至死亡的併發症。

? 那麼到底肌少症的症狀會發生在身體的哪些部位呢？

肌少症主要影響的是人體結構裡的骨骼肌，而骨骼肌顧名思義主要附著在骨骼上與骨骼系統互相配合，可以透過意志去支配而做出日常生活所需各式各樣的動作。除了骨骼肌之外，人體的肌肉系統還有包含另外兩種肌肉組成，分別是平滑肌及心肌；而這兩種肌群和骨骼肌最大的不一樣是不受意志支配，且使用能量的來源也不同，所以和骨骼肌比較起來也較不會產生疲勞。

而骨骼肌主要是我們生活上每天都會大量使用的肌群，一旦發生肌肉流失或肌少症時，能量來源也會受到影響，相對的，本身也容易產生疲勞，所以，肌少症初期會影響肌肉力量表現或是日常生活身體的表現。之所以大家會認為肌少症可能只會發生在四肢，主要是因為我們會關注長輩或是家人有沒有肌少症的問題，通常較容易從四肢的動作或是外觀來發現，且在肌少症的臨床檢測上，主要也是評估行走速度以及日常生活表現的功能，而這些都跟我們四肢會比較有相關性，也較容易檢測出是否有問題。但其實肌少症所影響的是我們人體全身骨骼肌；骨骼肌分布在我們全身，從頭到腳只要跟骨

髖關節有關、附近的部位都會影響，所以除了四肢之外，包含我們軀幹、脊椎、頭、背、腰、臀、甚至每天我們要吃東西會使用到的吞嚥相關肌肉，以及呼吸相關的肌肉，甚至上廁所（大、小便）所需使用到的肌肉，都會有相關及受到影響。所以**肌少症並不是只會影響在四肢，只要有骨骼肌附著、存在的地方，都有可能受到肌少症的影響**。至於這些地方受到肌少症影響會出現什麼症狀與健康相關的問題，我們在後面章節會再逐一深入探討。

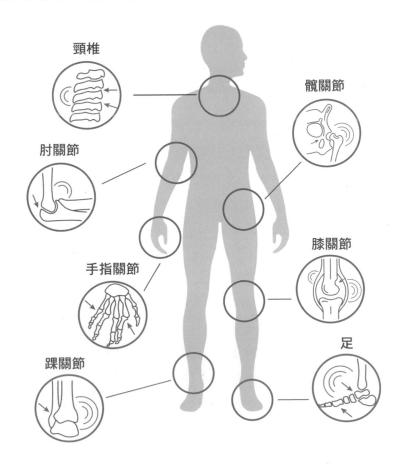

頸椎

髖關節

肘關節

膝關節

手指關節

踝關節

足

Q₉ 肌少症對健康會造成什麼影響或後果？
嚴重可能會致死嗎？

在談到肌少症對健康甚至生命會造成嚴重的後果之前，我們要先來了解，肌肉到底對我們人體有什麼功能，為什麼這麼重要。

？ 人體的肌肉到底有什麼功能？

一、儲存熱量、維持生命

肌肉是我們代謝熱量的主要場所，它會幫助我們做熱量的消耗來維持生命所需的最低能量，也就是「基礎代謝率」。基礎代謝率跟我們肌肉量息息相關，如果肌肉流失過多，也會造成基礎代謝率降低，如此一來就容易造成脂肪堆積，進而產生肥胖相關的慢性疾病。

另外，肌肉在我們身體組成裡的瘦體組織（lean body mass）占有相當大的比例，根據研究指出：當我們人體瘦體組織流失百分之十，這時人體的免疫力就會異常，甚至增加感染的風險；瘦體組織流失百分之三十時，會讓人從坐到站的功能受到影響，甚至產生壓瘡以及肺炎的風險，也缺乏組織、傷口癒合的能力；如果流失更多達到百分之四十，這時就會大大增加死亡風險，而造成死亡風險最主要原因，是來自於肺炎感染，因為免疫力低落造成的感染不容易改善。

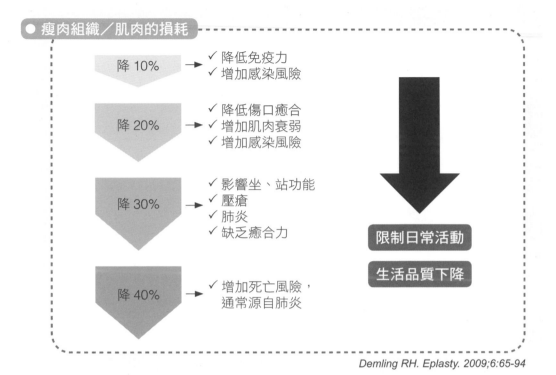

● 瘦肉組織／肌肉的損耗

降 10% → ✓ 降低免疫力
✓ 增加感染風險

降 20% → ✓ 降低傷口癒合
✓ 增加肌肉衰弱
✓ 增加感染風險

降 30% → ✓ 影響坐、站功能
✓ 壓瘡
✓ 肺炎
✓ 缺乏癒合力

降 40% → ✓ 增加死亡風險，通常源自肺炎

限制日常活動

生活品質下降

Demling RH. Eplasty. 2009;6:65-94

二、防止老化及控制慢性病

　　肌肉其實是人體最大的內分泌器官，肌肉本身分泌各種荷爾蒙，跟我們代謝循環、免疫系統及情緒調節功能都有相關，肌肉本身透過刺激會分泌肌肉酵素，對於預防失智、控制三高及改善骨質疏鬆都有一些效果，所以如果可以維持良好的肌肉量，對於老化預防是有幫助的。

三、保護關節、減少疼痛、避免運動傷害

　　人出生後，不管是肌肉或骨骼的量，隨著飲食攝取及運動，一直到二、三十歲是持續增加並達到高峰值；中年左右就會開始流失。也因此肌肉流失在中年時期就應該特別重視，因為肌力及肌耐力同時也會開始走下坡，這樣

的研究結果，也跟我們在平日門診時所看到的一些因為疼痛或運動傷害來就醫的族群不謀而合。

隨著年齡增長，人體關節也會跟著退化，當人體缺乏足夠的肌肉及肌力時，就無法幫助關節分擔活動時體重所增加在關節的壓力，如此一來，就可能加重關節負擔，甚至造成關節磨損及發炎產生；最常見的就是膝關節退化，也和肌少症息息相關。

四、強筋健腦、預防失智

當肌肉量流失較快或較多時，行動能力就會受限，所以很多長者的活動量開始減少、不喜歡出門、容易感到疲勞，這樣一來，社交開始減少、生活一成不變，對大腦的刺激也會減少，相對地增加罹患失智症的風險。日本的學者指出：如果高齡者能夠維持足夠的下肢肌肉量，透過規律運動就能有效刺激抗老化賀爾蒙、肌肉酵素的分泌；維持每週三到四次、每次二十到三十分鐘的健走運動，就可以刺激肌肉酵素分泌，達到維持肌肉健康及預防失智的效果。

● 增加大腦保護因子

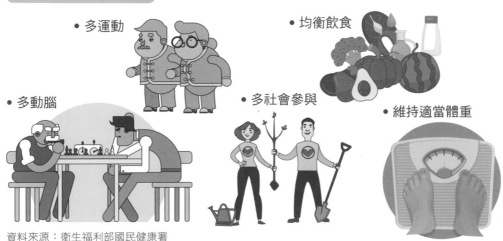

・多運動

・均衡飲食

・多動腦

・多社會參與

・維持適當體重

資料來源：衛生福利部國民健康署

五、促進骨骼健康、預防骨質疏鬆

　　肌肉與骨骼的互動關係，我們可以比喻成唇亡齒寒。過去我們對銀髮族的長輩會特別擔心骨質流失的問題，但近幾年因為肌少症越來越被重視，同時國內外的研究也發現，罹患肌少症的長者中，骨質疏鬆約占兩到三成，而骨質流失的比例則更高，占了約一半以上，所以顯示骨質疏鬆與肌少兩者間有互動的影響；甚至我們在臨床上也發現，許多長輩在發生骨質疏鬆前，出現的就是肌少症的問題。根據臺大醫院研究發現：罹患肌少症的個案，股骨頸骨質疏鬆的風險是一般人的 1.55 倍；脊椎骨質疏鬆的風險是一般人的 1.72 倍，所以更顯示「增肌保骨」的重要性。

六、增肌減脂、保持身材

　　近年來，臺灣的運動健身風氣日漸興盛，許多課程都標榜著教你如何「增肌減脂」來達到維持良好體態。增肌減脂對於不同的年齡族群都有其重要性：

對長輩來說	對年輕人來說
如果沒有正確的飲食及運動觀念，讓自己的身體肌肉不斷流失，而導致脂肪持續的囤積，這樣一來就可能成為俗稱的泡芙人，也就是所謂「肥胖型肌少症」，體內肌肉量低、體脂肪過高，也容易慢性病找上身。	我們常常會羨慕很多身材結實的人，他不管怎麼樣吃，只要維持適當運動量，都不會發胖；而有些人即使再怎麼運動，一吃還是會造成體重增加，這兩者最大的差異就是身體肌肉量多寡。

　　肌肉量的多寡跟我們人體基礎代謝率息息相關；所謂基礎代謝率指的是：每天維持生命所需要的基本能量，約占全身熱量消耗的百分之七十。那麼要如何才能達到減重不復胖？最重要的就是要讓自己的身體組成肌肉量變多、維持。身體肌肉量多的人，不管如何飲食，只要維持足夠的營養及運動就不易發胖；而如果只是單靠節食、沒有適當運動提升肌肉量、沒有持續鍛鍊肌肉或補足所需的營養，就有可能讓脂肪占了上風，越積越多，導致容易復胖或肥胖的體質，進而引起一連串健康的問題。

❓ 肌少症有可能會致死嗎？

　　肌少症最主要是肌肉量流失進而影響肌肉力量及身體功能的疾病，根據統計：國內每年因為跌倒死亡人數約有三百多人，而四成以上超過 65 歲；**跌倒也是老年人事故傷害的第二大死因。**探究老年人容易跌倒，跟肌力不足有很大的關係，而有肌少症的長輩，走路時容易不穩或是發生跌倒，跌倒後，更易發生大腿髖關節的骨折；而髖關節骨折後一年內的死亡率，有可能高達百分之二十，甚至比一些癌症死亡率還來的更高。另外，2018 年有一篇發表在 BMJ 統合分析研究指出：針對住在護理之家的住民，如果能夠早期篩檢出具有肌少症高風險的人並積極介入處理的話，可以降低死亡率；亦即具有肌少症的住民具有較高的死亡率。而這研究也同時指出：**罹患肌少症會比沒有罹患肌少症的人更容易失能，且總死亡率會高出 2.5 倍**，其中原因可能和新陳代謝、心肺功能衰退、免疫力降低有相關性。

Q₁₀　肌肉量少代表骨頭也不好嗎？

首先我們先來了解一下肌少症和骨質疏鬆症的病生理機轉，因為這兩個問題所造成的病生理機轉有許多類似的地方。

● 骨質疏鬆症的病生理機轉

　　骨質疏鬆症最主要是因為我們全身性或是局部性的 IGF-1（第 1 型類胰島素生長因子）分泌開始下降，就會造成造骨細胞分化以及分生能力受到影響，也會增加骨骼細胞的凋亡速度，這兩個原因都會開始減緩骨頭進行礦物質化的能力。其實我們骨頭也是有新陳代謝的功能，當造骨細胞以及破骨細胞這兩者不同作用的細胞失去動態平衡，破骨細胞活性大於造骨細胞的活性，我們的骨頭就會呈現不平衡狀態，造成骨質流失，持續的話就會開始產生骨質疏鬆，進而增加跌倒以及骨折的風險。

● 肌少症的病生理機轉

　　肌少症主要是因為年齡老化造成身體生長激素分泌開始下降，這樣的原因會造成肌肉細胞的自我凋亡增加、肌纖維橫切面的面積減少、增加蛋白質分解基因的表現等這三個現象；而這些現象就會導致肌肉量開始流失，當流失達到一定比例，影響到肌肉力量及身體活動表現時，就會造成肌少症。

　　其實，不論是骨質疏鬆症或是肌少症，這兩者最終都有可能會降低我們運動的能力，進而影響到身體活動量，而身體活動量一旦不足，就會讓這骨質疏鬆以及肌少症落入惡性循環之中，影響健康，甚至導致失能、死亡。

骨質疏鬆症反映的是骨骼力量下降，表示骨骼的密度和品質不良，進而增加骨折風險。骨質密度一般在臨床上我們可以透過「雙能量 X 光吸收儀（Dual-Energy X-ray Absorptiometry, DXA）」測量，包含脊椎或大腿骨的密度。但骨質好壞，單純只看骨密度是不夠的，還要兼顧骨骼的品質。可惜目前有關骨骼品質並沒有很好的標準量測或評估的方法。而肌少症屬於老年症候群，定義是骨骼肌的質量流失、肌肉力量和身體表現的下降，而導致生活功能下降、生活品質不良，甚至失能、死亡。肌肉質量和骨質密度一樣，可以用雙能量 X 光吸收儀（DXA）來測量，或者可以用生物電阻測量分析（BIA）來了解。

　　目前 WHO 對骨質疏鬆症的定義為一種骨骼疾病，其特徵包括：骨量減少、骨組織的顯微結構變差，造成骨骼脆弱、骨折危險性增高。現今骨質疏鬆症的臨床診斷可以透過雙能量 X 光吸光式測定儀（DXA）測得骨質密度，其結果以 T 值表示。若 T 值大於 -1 表示正常，介於 -1 到 -2.5 之間屬於骨質缺乏，若小於 -2.5 則為骨質疏鬆症。

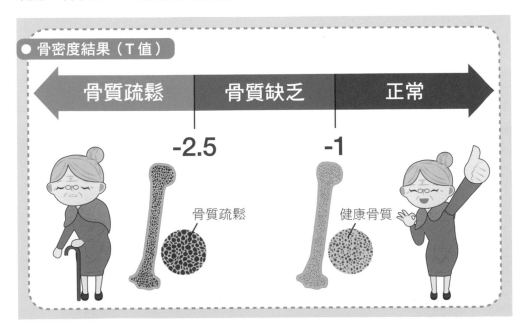

● 骨密度結果（T 值）

骨質疏鬆　　骨質缺乏　　正常

-2.5　　　-1

骨質疏鬆　　健康骨質

　　在過去的許多研究，都曾討論到肌少症和骨質疏鬆兩種疾病的互相影響，甚至對年輕族群來說，肌肉質量是可以預測各部位骨密度的獨立因子。但近年來，在高齡醫學相關的研究期刊發表裡指出：有肌少症的女性中，骨質疏鬆症占了約三成，而骨質缺少則將近占了六成，相較於沒有肌少症的女性，兩者都高出了三倍之多。另外也有研究發現：在患有骨質疏鬆症的個案中，同時有肌少症的，也占了將近五成，所以，我們可以說這兩個疾病是息息相關、甚至有共同存在的危險因子（如：基因、荷爾蒙、身體組成比例、運動習慣及維生素 D 攝取量等），兩者應共同預防。而肌肉骨骼系統間，肌肉與骨骼有著複雜的互動關係，彼此相輔相成、唇亡齒寒，而肌少症和骨質疏鬆間的偕同關係，也可以被視為是肌肉質量、肌肉力量、骨質密度、骨折風險和生活品質這五樣指標的交互作用。或許我們可以大膽的說，**肌少症是骨質疏鬆症的前兆，預防骨質疏鬆更應該從預防肌少先做起**，所以當肌肉量少，也有可能代表著骨骼也要開始不好；而肌肉量多，相對地對骨骼的保護及健康提升也是有幫助的。

　　罹患肌少症容易發生跌倒，尤其是中老年人，若骨密度低，跌倒的話更容易發生骨折，建議民眾規律負重運動，並每日攝取鈣質 1200 毫克、維生素 D 800 國際單位（IU）。若想知道每日飲食中到底攝取了多少鈣質，可以參考「鈣計較」網頁，輸入您的性別、年齡，及近一週內攝取的營養分量，結果將顯示您平均每日鈣質攝取量，與每日還缺乏多少鈣質。只要一分鐘，拿起手機掃描下方 QR code 吧！

飲食「鈣」計較，補鈣好安心！
鈣是所有年齡層維持骨骼健康的重要礦物質，
「鈣」計較，了解您日常飲食是否攝取足夠的鈣質。

Q_{11}　肌肉量要多少才夠？

 常常在門診時，聽到來就診的長輩抱怨：膝蓋無力、走不遠、膝關節疼痛、活動困難，甚至上下樓梯或是從椅子上站起來都不容易……即使吃藥、打針，好像也不見效。

通常在幫這些長輩做進一步身體檢查及評估時，就會發現：他們的大腿已變細且肌肉變得鬆垮，表示大腿肌肉已經流失，肌肉量不足已經影響到關節的負荷及日常生活的行動，難怪無論做什麼樣的治療，效果都打了折扣。

● 肌肉量對健康的影響

分布在我們人體全身上下的肌肉大概有六百多塊，而全身的肌肉重量約占體重的 30~40%；四肢的肌肉約占全身肌肉的 80%；而下肢的肌肉更占全身肌肉約一半以上，所以，肌肉量的多少跟我們肌肉力量的大小是息息相關的。同時，肌肉也是運動能力與能量的泉源，一旦流失形成肌少症，將會影響人體的新陳代謝功能，造成肥胖，心肺功能也會大不如前，甚至連免疫力也會下降，感染與慢性病（例如：三高疾病）也就隨之而來。

另外，肌肉流失的後遺症包括：核心肌群肌肉流失、肌力變弱，容易造成彎腰駝背，肩頸痠痛、下背痛，一旦形成肌少症，更會增加骨質疏鬆的風險，也會造成平衡力變差、容易跌倒而發生骨折的危險。

● 不同年齡層需要的肌肉量

肌肉量要多少才夠？依據不同年齡、性別及日常生活習慣，其需要量也會有所不同。

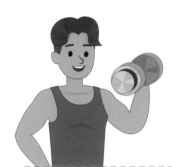

▶ **年輕人或有在從事健身運動的成年人**

可以用 FFMI（fat free mass index 無脂肪質量指數）來做計算，公式及判斷標準如下：

公式：

FFMI＝〔體重Ⅹ（100％－體脂率）〕／身高的平方

若是身高超過180公分，則調整後的 FFMI＝FFMI＋6Ⅹ（身高－1.8）

男性	16～17（肌肉量低於平均值→肌少）	18～19（肌肉量位於平均值→正常）	20～21（肌肉量高於平均值→肌肉量大）
女性	13～14（肌肉量低於平均值→肌少）	15～16（肌肉量位於平均值→正常）	17～18（肌肉量高於平均值→肌肉量大）

▶ 老年人

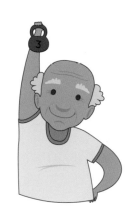

當家中長輩疑似有肌少症時，依據 2018 年肌少症歐洲共識及 2019 年亞洲肌少症共識，都建議要進一步量測肌肉質量。而這裡所使用的肌肉質量稱為 ASMI（appendicular skeletal muscle mass index 骨骼肌質量指數），其量測方法有兩種：

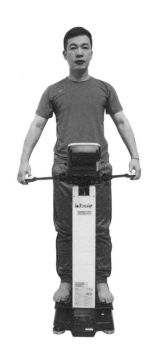

第一種　使用生物電阻的量測（BIA）

這種機器就像我們在一般運動中心或醫療院所所見到的，需要兩腳赤足站在兩個踏板上，另外，雙手握著測量的儀器，透過生物電阻的分析來量測全身身體組成，進而計算骨骼肌質量指數。

第二種　雙能量 X 光吸收儀（DXA）

通常要在大型的醫療院所才有這種配備，健保目前沒有給付，需要自費。

不論是做這兩種肌肉質量評估中的哪一種，男性其切點都是小於 7.0 公斤／平方公尺為異常；而女性若是使用 BIA 小於 5.7 公斤／平方公尺，第二種（DXA）的切點，則是小於 5.4 公斤／平方公尺為異常。

以上的量測方式及數據提供大家做為參考，最重要的是大家必須確切認知，預防重於治療，在年輕時盡可能儲存肌肉的本錢及足夠的肌肉量，才可以幫助我們維持好的肌肉力量來執行日常生活所需的活動、維持身體器官正常運作、提升健康及生活品質。

Q_{12} 肌少症會造成失能嗎？

 肌少症問題從 2010 年由歐洲肌少症工作小組首先提出，在最近這 10 年中，不論是在醫界、運動、健康及長期照顧的相關領域，大家都十分的重視，也廣為專業人員及民眾不斷的探討，最主要的原因是全世界都已邁入高齡化，面對高齡化海嘯衝擊，每一個人都應該正視肌少症這個重要議題。

　　肌少症在銀髮族中其實相當常見，不論是在復健科門診、高齡整合門診，甚至在居家，或者是接受長期照顧服務的族群裡，幾乎都看得到相當多的病例。這幾年，許多研究發現：肌少症和許多不良的健康事件，如：跌倒、功能退化、住院、失能，甚至死亡的危險因子，都有高度相關性。這些疾病常無法以單一器官系統疾病來解釋，高齡族群各種生理系統及機能的退化，及多重危險因子和慢性疾病間的交互作用，十分容易產生非典型的臨床症狀，進而產生後續不良的健康事件，而產生惡性循環。

　　美國的 CDC 疾病控制及預防中心曾經在 2001 年發表調查結果：針對美國境內 18 歲以上造成失能的原因，其中前兩名分別是關節炎及背部、脊椎的疾患；另外，2007 年日本骨科醫學會也提出「行動障礙症候群」的概念（locomotive syndrome），指的是骨骼、肌肉、關節等運動器官，由於衰弱或障礙而造成站立、行走等動作困難，需要他人照顧或無法起身的狀況。

　　行動障礙症候群發生的原因與老化、骨質流失與肌肉量下降有關；另外，退化性關節炎、肌少症、肥胖、握力不足及跌倒，也都屬於行動障礙症候群

的範疇內。若沒有適當的營養及運動訓練，人體的肌肉就容易因為肌肉量流失、肌力不足而產生肌少症；再加上體重增加，合併代謝症候群，因此增加跌倒的風險。此外，對於骨骼的影響，因為老化及營養、運動的不足，而造成骨質強度下降、骨密度不足，一旦跌倒產生骨折，就會影響身體活動量，甚至有可能演變成臥床或是住進護理之家，需要靠別人來照顧。

行動障礙症候群對整個行動能力的影響甚大，所以日本醫學會也提出了七個快速檢測的方式來幫助了解是否有行動障礙症候群的風險：

「行動障礙症候群」高風險的快速篩檢問卷

症狀一

是否可以單腳站立穿上襪子？

評估 _____

症狀二

是否常常會在家中被絆倒或滑倒？

評估 _____

症狀三

當你在爬樓梯時，是否需要扶著扶手才有辦法爬樓梯？

評估 _____

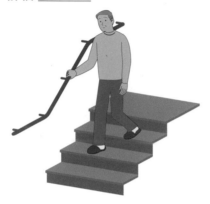

症狀四

當從事中等費力的家務工作時，是否會感到困難？

評估 _____

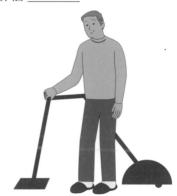

症狀五

拿著約兩公斤重的物品逛街，是否會感到困難？

評估 _____

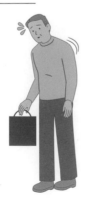

症狀六

是否能夠持續行走 25 分鐘不休息？

評估 _____

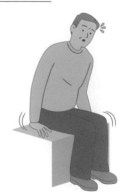

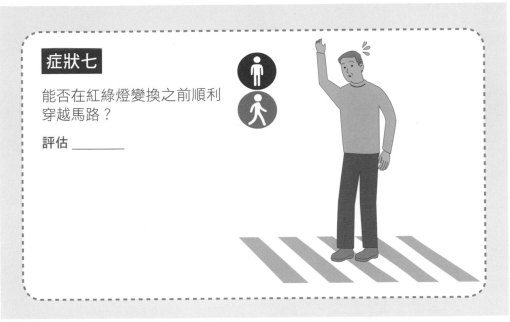

症狀七

能否在紅綠燈變換之前順利穿越馬路？

評估 _____

資料來源：Japanese orthopaedic association

　　只要自我評估有符合其中一項，就應該積極開始透過營養及運動介入來逆轉行動障礙對您的生活功能的影響。

　　肌少症是高齡者失能的兇手，甚至增加死亡風險，尤其長輩如果因為疾病住院，住院期間常有活動量減少（如：在病床上靜養）、過度禁食、營養不足夠（像是只給予水或電解質液）的情況，治療出院後，也常常會有肌肉明顯消耗的狀況發生，也因此醫院常會被戲稱為肌少症的製造所。而比臺灣早進入超高齡化社會的日本，在照顧這樣的長輩時，常會使用一種高能量的營養凍當點心，做為兩餐之間的營養補充，每一份大約 150 大卡，同時能兼顧熱量及進食的安全性。另外，也要搭配阻力運動或增加活動量以提升其食慾，才有辦法使長輩吃下足夠的營養。總而言之，平時一定要協助家中長者注意肌肉骨骼的狀態，避免肌少症影響長輩的健康及身體功能。

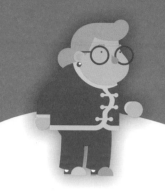

第二章

疾病篇

如何發現及診斷肌少症

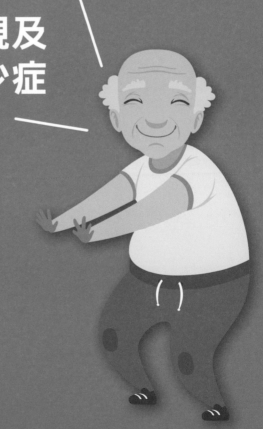

Q_1 減重要怎麼吃，才能減脂不肌少？

身體的組成大致分為骨骼、水分、脂肪組織以及肌肉組織。一般體內的水分、脂肪組織及肌肉組織會因體重改變而變動，因此，減重的方式會決定是減少身體的哪一個部分的重量。例如，用蒸氣浴的方式減重，因為是用高溫讓我們流失很多汗水，所以減少的部份是體內的水，一旦水被補充回來之後，減少的體重就恢復了。另外很多人會用一些傳統、偏激的減重手法，像是「水果減肥法」，天天只吃水果，其他什麼都不吃的方式來減重，這種方式減少的部分大都是肌肉組織，脂肪組織減少的量則相對地少，反而失去很多體內肌肉量。

成功的減重方式，必需是要減少體脂肪而不是減少肌肉。

要減少身體一公斤的體脂肪，必須要多消耗 7700 大卡的熱量。 想要一週減少半公斤的體重，每天就要減少 500 大卡的熱量；想要一週減少一公斤的體重，平均每天就要減少 1000 大卡的熱量。

❓ 該怎麼吃才能真正的減脂不肌少呢？

舉例說明：

體重：70kg	
減重目標	一週減少 0.5kg 體重。 （因 1 kg 的體脂肪，必須要多消耗 7700 大卡的熱量，減重 0.5kg，一週就必須要多消耗 3850 大卡的熱量，**每天需減少約 500 大卡的熱量。**）

熱量攝取	1300 大卡。 （若減重前，每天熱量攝取為 1800 大卡，為了達到一週減少 0.5kg 體重的目標，每天的熱量攝取就要從 1800 大卡降到 1300 大卡。）
蛋白質攝取	70g。 （1300 大卡中，蛋白質的需求仍是 1 公斤體重至少要有 1 公克蛋白質，因此在 1300 大卡中，蛋白質至少要 70g。）
三餐飲食內容	掌握標準低熱量、低油、高蛋白的飲食方式。 每餐六分或七分滿的飯／二兩半的瘦肉類／大量蔬菜／每天兩份水果
烹調方式	食物烹調盡量使用清蒸、水煮、涼拌、燉、烤、滷、涮等，可以不再額外加油的烹調法，以減少油脂攝取量。
備註	若是覺得吃不飽，可以再多攝取一些涼拌或水煮蔬菜，以增加飽足感。

除了飲食很重要之外，運動也是不能少的。

運動可分為有氧性運動與阻抗性運動。有氧性運動是在增加心肺功能；而阻抗性運動則是在保留或增加肌肉量，所以，執行減重期間有氧性運動與阻抗性運動必須每天進行，並有三十分鐘以上的運動時間，才會有最佳的成效。

減重貴在持之以恆，相信只要持之以恆地飲食調整、節制及加上運動，一定能夠達到減重的設定目標，而且減脂不肌少。

Q₂ 年紀大的人要清淡飲食、控制體重，瘦一點比較健康？

 常常會聽到有人説，老年人要吃清淡一點，所以要多吃蔬菜、水果，盡量少吃肉；甚至很多人都主張老年人吃素食。到底這樣的説法正確嗎？

其實不完全對。針對像是心血管疾病以及肥胖患者，我們都會建議盡量減少油脂的攝取，尤其像體重、體脂過高的人。但在飲食控制的同時，我們必須要特別關注「蛋白質含量是否足夠」？所以，也不能完全的不吃肉，而是要吃得正確，千萬不要因為想要健康而選擇清淡飲食，結果不但體脂肪沒有減少，反而瘦了肌肉。我們要去盤點自己的飲食內容是否有足夠的各種營養組成，若不了解如何計算可以向營養師諮詢；再按照營養師的建議去調整，才不會有因為過度節制所造成的肌少問題。**所以除了控制飲食之外，也要配合定量、正確、適量的運動，讓肌肉量不要因為體重減少也跟著大量流失。**所以我們會建議：要健康的瘦、適當的瘦，而不是單靠飲食減少來達到體重控制的目的，這樣反而瘦得不健康。

Q₃ 為了增肌，只要多吃肉就可以了嗎？會不會造成肥胖呢？

 許多的人都有一個迷思，認為要增肌，只要多吃肉就可以。事實上，不論任何食物或營養素都是吃得剛剛好才是最好。

? 「肉」吃多少，才算剛好呢？

前面我們曾經提到，為了預防肌少症，建議至少每公斤體重要攝取 1~1.2 公克的蛋白質，再把這些蛋白質平均分配到三餐中，即每一餐都要有 2~3 份的肉類。一般來說，能夠提供蛋白質的食物不外乎就是豆、魚、蛋、肉類及乳品類。這裡面的「豆」，指得是一塊田字型大小的豆腐，算作一份的肉類；一顆蛋也算是一份肉類；至於一般的豬肉（瘦肉）或是去皮雞肉、魚肉，約 1 兩算作一份肉類，因此，每餐 2~3 兩（份）的肉類攝取，可以由豆、魚、蛋、肉中挑選，就能吃到不同種類的蛋白質食物。

▶ 一份肉的計算：

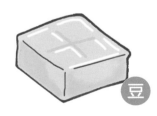

一塊田字型
大小的豆腐

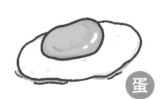

一顆蛋

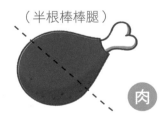

（半根棒棒腿）

一般豬肉、去皮
雞肉、魚肉
（約 1 兩）

另外，要特別提醒：**蛋白質的選擇應以優質蛋白質含量高的食物為主。**因蛋白質在經過消化後，被分解成「必需胺基酸」與「非必需胺基酸」。

必需胺基酸是一定要由食物來攝取，當食物攝取不足時，就會產生缺乏症，也會讓體中蛋白質的合成受到影響。因此，食物含各種必需胺基酸者，即優質蛋白質食物。

▶ 必需胺基酸含量較多的蛋白質食物有哪些？

豆腐、豆干、蛋、瘦肉、魚等等，都是屬優質蛋白質的食物；牛奶本身也是屬優質蛋白質，因為它的蛋白質中有 80% 是乳清蛋白、20% 是酪蛋白。乳清蛋白是提供肌肉合成時很重要的支鏈胺基酸的來源，因此長輩若能一天喝 1~2 杯的牛奶，是可以增加肌肉或是預防肌少症的發生。

▶ 蛋白質品質較差的食物有哪些？

麵筋、麵丸……等這些麵筋類的製品，還有豬蹄筋、豬皮、雞皮、雞腳、魚皮等等，都是蛋白質品質較差的食物，但這些食物卻經常被許多人拿來當成膠原蛋白的來源，甚至長輩拿來作為預防關節炎的食物來源，其實這些食物雖然膠質含量較高，但是蛋白質品質較差，沒有增肌或者預防肌少的效益。

❓ 多吃肉可以嗎？

若是我們三餐吃了大量的肉，但是缺少適量的熱量（脂肪及醣類），所攝取蛋白質就會被代謝產生能量，所以不建議每餐大魚大肉，還是維持均衡飲食較合宜。營養學中提到，蛋白質與脂肪是需要在醣類中被燃燒，因此，

一定要有足夠的澱粉攝取，蛋白質才能夠代謝轉變合成自己的肌肉蛋白。所以，**只有多吃肉，是無法有效增肌的。**

❓ 肉吃多了，會不會造成肥胖？

即使再瘦的肉類本身都含有脂肪，依照脂肪含量的多寡，在同樣的蛋白質供應量情況下，每一份肉類提供的熱量大約是 55~135 大卡，因此三餐若是吃了很多的肉，又有酌量澱粉，就會有體重過重及肥胖的問題。

所以建議大家，三餐均衡飲食，不要都是肉，因為類似低醣生酮飲食型態，在醣類攝取不足的情況下，多吃了很多蛋白質或是脂肪，反而會讓肌肉流失，體脂肪不易減少。

總之，為了增肌，至少每一餐都要有 2~3 兩的肉，盡量選擇蛋白質品質好的肉類食物，不可以三餐只多吃肉，一定要有適量的澱粉、蔬菜、水果，提供身體足量的熱量、維生素與礦物質，才是增肌之王道。

Q_4 我慢跑、騎車、走路、跳舞，這些運動能夠幫助強化肌肉嗎？

基本上只要是運動，對我們的肌肉量絕大多數都有幫助，只是一定要選擇適合自己的運動，尤其對於年紀較大的長者。

- **慢跑**：基本上比較不建議。因為慢跑、跑步等等這些運動會對膝關節負擔較大。

- **騎車**：若是像一般的自行車或 ubike 這一類要騎到馬路上的腳踏車，因為擔心交通安全或意外的發生，一旦跌倒可能輕則擦傷，重則骨折，甚至頭部傷害，所以也不建議年長者選擇此項運動；倒是可以選擇在健身房或是在家裡固定式的腳踏車，比較適合也安全。

- **走路**：是比較適合的選擇；甚至建議如果能快走更好。在運動時，一定要選擇適合的鞋子，才不會造成傷害。

- **跳舞**：則可以選擇較緩和的舞蹈，像土風舞、社交舞等等。

總之，運動是必要的，而選擇適合自己的運動則是最大的重點。

除了偏重下肢的運動外，其實我們還會建議做一些上肢的運動。例如，可以利用寶特瓶裡裝水或裝沙來做肌力的訓練；或用彈力帶、沙包等等，都可以達到強化肌肉的作用。

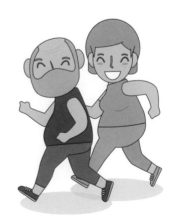

另外，**核心肌群的訓練也是要非常強調的，因為核心是穩固我們身體脊椎非常重要的肌肉群，**一旦核心肌群訓練起來，不僅有較好的體態，對其他關節負擔也相對會較少。

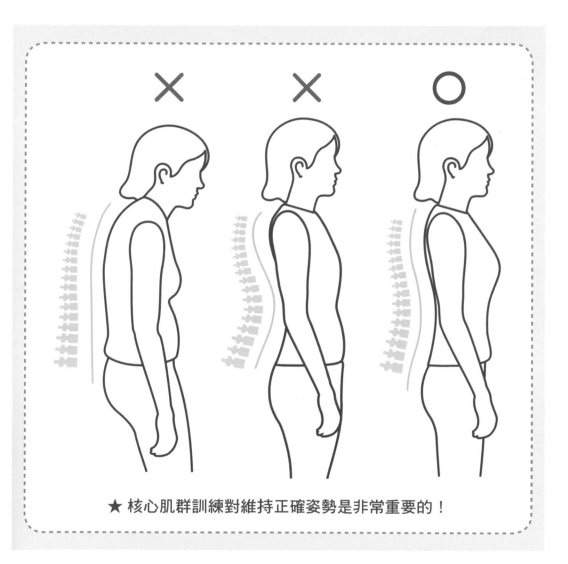

★ 核心肌群訓練對維持正確姿勢是非常重要的！

Q5 我平日都有持續運動，所以不用擔心有肌肉流失的問題？

近年來因為全臺運動風氣興盛，各個年齡層的運動人口都有持續提升；有些人運動為的是維持良好體態，有些人是為了尋求更好的健康，更有些長輩是為了避免肌少症的威脅而認真的運動。那麼是不是只要持續運動，就不會有肌肉流失的問題呢？答案是：不一定！

在運動的過程中，還是有以下幾點注意事項需同時來配合：

一、雖然運動可以讓我們年輕時候的肌力提升來到顛峰值；中年時也可以透過運動來維持我們的正常肌肉力量；老年時可以延緩肌肉流失，進而預防和延緩肌少症的發生，但若真的擔心有肌肉流失的問題，建議還是要定期篩檢，尤其針對六十五歲以上的長輩，或是有重大健康事件之後，例如：出院、接受手術……都應該要進行肌少症篩檢，透過儀器及專業人員的量測，了解肌力的表現。

年齡	肌肉質量及強度
25歲	最高峰
約30歲	漸走下坡
40歲後	每10年流失8%
70歲後	每10年流失15%

二、在運動的過程中，不要一味的只追求體重的變化，因為體重的變化沒有辦法真實反映肌肉量的變化，建議每隔一陣子還是要使用體脂計或身體組成分析儀，精確的量測肌肉量的變化。

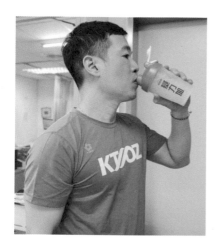

三、運動搭配營養的補充，才是預防肌肉流失最佳的方案。吃得好不如吃得巧，運動後會造成人體能量的耗損以及人體肌肉的破壞，這時**適時適量的補充優質蛋白質、胺基酸（尤其是 BCAA 中的白胺酸 leucine），有助於肌肉的修補及合成**，這樣一來才可以發揮 1+1>2 的效果。

四、有慢性疾病的人，想要透過運動改善肌肉流失的問題，運動前的風險評估一定要做好，必須由專業人員及醫師諮詢後再開始運動；而且建議從緩和且漸進之低中等費力運動開始，把握漸進性、特殊性及超負荷幾個運動的原則，如前面章節所述，運動前的暖身及運動後的拉筋伸展一定要做好。另外，運動時的姿勢也要正確，避免因姿勢錯誤或對器材操作不當而產生運動傷害的發生。同時，每次運動後，也要讓肌肉有充分休息及修補的時間，避免過度運動及過度訓練，量力而為。

五、要維持良好的生活型態，避免抽菸、喝酒及熬夜……因為這些都有可能會影響肌肉的健康。

　　所以當你想要透過運動來遠離肌肉流失的問題時，記得上面所提到的這些細節也要同時注意，才能讓你永保安康。

Q₆ 如何存肌肉本？

現在的人因為上班，生活步調緊湊、工作壓力大，沒有時間做運動；且飲食常常不規律，也造成現在越來越多年輕人開始面臨到「肌弱不振」的問題。所以，大家在努力賺錢存錢之餘，更應該要注意好好的儲存「肌肉本錢」，也等於替自己儲存健康。

❓ 儲存肌肉最佳的方法？

唯有運動及營養兼顧，透過規律且系統化的運動訓練，同時補充足量蛋白質及均衡營養素，雙管齊下，才能替我們自己儲存足夠的肌肉本。

一、運動

若您是不常運動的人，建議可以從對身體負擔較小且簡單的運動方式做起，結合有氧運動及無氧運動，例如：散步、慢跑、游泳等，先提升肌肉對氧氣的需求。另外搭配一些簡易的阻力訓練，例如：舉啞鈴、伏地挺身等這類的無氧運動，可以防止肌肉流失，進而提升肌肉量。

當肌肉慢慢適應運動量後，這時可以從針對肌肉體積、肌肉力量及肌耐力這三種訓練同時並重。進行的方式要把握住循序漸進的最大負荷訓練，這樣才能達到肌肉增加、增強肌肉強度的目的。由於每個人的肌細胞出生後就是固定的，所以決定肌肉強度，主要是由每個肌細胞裡肌原纖維的量來決定，而肌原纖維是細胞內的結構蛋白，只能由人體細胞內合成，所以如果想要增加肌原細胞的量，運動時的強度就不能太小，才能達到增肌的目的。

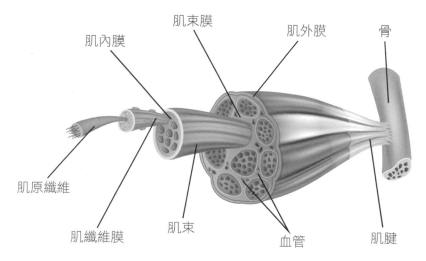

肌束膜　肌外膜　骨

肌內膜

肌原纖維

肌纖維膜　肌束　血管　肌腱

二、營養

由於在運動期間，透過較大強度的刺激，這時肌肉也會受到一些破壞，所以在運動後的恢復期，也要補充足夠的蛋白質及胺基酸來達到肌肉修復及促進肌肉再合成。**運動後，建議可以多補充「高生物效價蛋白質」；而所謂「高生物效價蛋白質」指的是食物中蛋白質品質好、量足夠的食物**，例如：鮭魚、雞胸肉、雞蛋。

▶ 補充足夠的蛋白質

蛋白質依照食物來源可以分為：動物性蛋白質及植物性蛋白質；動物性蛋白質指的是蛋、奶、魚、肉類，植物性蛋白質指的則是豆類。至於該補充多少份量的蛋白質？依據每個人不同條件，例如：年齡、性別、活動量及活動強度會有所差異。

依據臺灣國人膳食營養對蛋白質的建議：成年人每天所需蛋白質的量，大約是每天每公斤 1 克；但若是為了維持或恢復肌肉量，則建議每日每公斤 1.2~1.5 克；如果腎功能有問題的話，則須視情況調整攝取量。

　　根據近年國內外專家學者的共識，成年人每日攝取蛋白質 1-1.5 克／公斤體重、維生素 D 800 IU 可以有效預防肌少症，而我們國人平均攝取蛋白質僅約 0.8-1 克／公斤體重，維生素 D 僅約 300 IU，不到建議攝取量的一半。

　　另外，國內 65 歲以上長者每日鈣質攝取量僅約 600 mg，僅有建議量的一半，鈣質不足，會影響肌肉收縮，容易骨質流失。

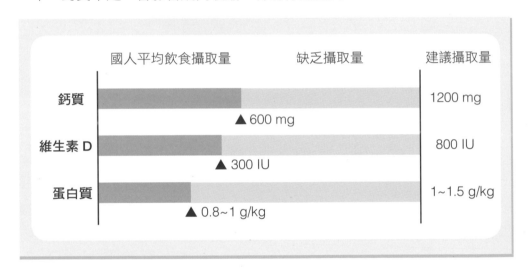

　　因此，建議大家多多攝取蛋白質與維生素 D，平均分配於三餐食用，不足的分量再用點心補足，才能均衡肌肉合成。蛋白質中的必需胺基酸一白胺酸（leucine）對肌肉的合成是有幫助的，高齡者攝取 2.8-3 克白胺酸，可刺激肌肉的合成作用；富含白胺酸的食物有：奶製品、黃豆製品、牛肉、豬肉、魚肉等。維生素 D 的來源為紫外線和飲食攝入的營養，除了多曬太陽外，富含維生素 D 的食物有黑木耳、油脂較高的魚類（例如：鮭魚、沙丁魚、鮪魚）、蛋黃、菇類等。

　　至於攝取蛋白質種類的順序，依據最新修訂的每日飲食指南，攝取順序為豆、魚、蛋、肉類，而有些銀髮長輩因為吃得較清淡，也造成蛋白質攝取

不足，或者因為害怕吃過多蛋白質造成腎臟的負擔而不敢吃，這樣矯枉過正更提高了肌少骨鬆的風險。另外，每天蛋白質攝取量也建議平均分配在三餐均衡攝取，避免集中在同一餐食用，這樣也比較好吸收，肌肉合成效率也會較為提升。

● 其他必需的營養元素

存肌肉本，除了蛋白質之外，還有六大營養素，對於身體肌肉合成也都有幫助：

一、碳水化合物：和蛋白質互相搭配的增肌效果會更好。

二、脂肪：適當的脂肪攝取可以讓體內的激素維持平衡，建議攝取不飽和脂肪酸較高的油脂，像是橄欖油或植物油類較佳。

三、鈣質：可以預防骨質疏鬆、促進肌肉收縮及神經傳導，甚至是維持正常血壓不可或缺的營養素。

四、維生素 D：在維持肌肉功能、肌肉強度及身體功能表現上，維生素 D 扮演重要角色，可以透過日曬及從飲食間補充獲得。

五、維生素 B：維生素 B 群對於免疫系統健全是重要營養素，其中維生素 B6 更是協助肌肉合成、防止流失、維持生命系統正常作用的重要物質。

六、鉀：一旦體內鉀離子濃度異常，便會影響肌肉正常收縮，嚴重也可能會造成肌肉痙攣，所以運動後，可補充香蕉來提升鉀離子濃度，進而達到預防抽筋的效果。

存肌肉本的「六大營養素食物」一覽表

營養元素	效用	代表食物
碳水化合物	提供基本熱量來源	米飯、麵條、麵包、餅乾等
脂肪	體內的激素維持平衡	酪梨、起士、蛋類、橄欖油等
鈣質	預防骨質疏鬆、促進肌肉收縮及神經傳導	芝麻、無花果、黑豆、海帶等
維生素 D	促進鈣質吸收、維持肌肉功能	黑木耳、油脂較高的魚類（例如：鮭魚、鮪魚）、菇類
維生素 B	協助免疫系統健全	花生、麥芽、蚌蛤、杏仁等
鉀	幫助肌肉正常收縮	香蕉、葡萄乾、奇異果等

　　透過以上說明，大家應該了解，儲存肌肉本，不是等到老了才開始，在年輕時就該著手，透過規律及有系統性的運動訓練及足量蛋白質、均衡營養素補充，即可達成。

Q₇ 肌肉少的人容易跌倒，容易骨折，所以，平時是否也該相對多補充鈣質以及多留意關節健康？

「保密防跌」是很重要的！肌少容易造成下肢無力、平衡感不好，就容易跌倒；跌倒之後，若是又合併骨質疏鬆的問題，就容易產生骨折；而骨折後生活需要他人協助，要靠輪椅才能活動，甚至造成長期臥床，這些都是造成生活失能的主要原因；同時，髖關節骨折後一年的死亡率更高達 30-40%。所以，肌少與骨鬆這兩個問題，通常會合併在一起檢視。

骨質疏鬆原則上在女性更年期，也就是在接近 50 歲之後，骨質密度會開始快速下降；男生可能要到 60~70 歲之後，骨質密度才會有明顯下降。除此之外，骨鬆與飲食、生活習慣以及是否有在服用藥物也都有關係。

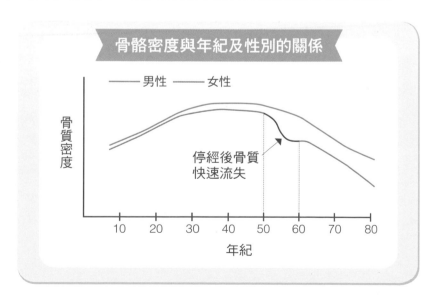

骨骼密度與年紀及性別的關係

— 男性 — 女性

骨質密度

停經後骨質快速流失

10　20　30　40　50　60　70　80

年紀

　　至於該如何知道自己有沒有骨質疏鬆的問題呢？建議可以至相關的醫療院所去做骨質密度檢查，即可確認是否有骨質疏鬆的狀況。

● 骨質疏鬆 vs. 鈣質

年輕人	成年人
建議多補充鈣質與維他命 D3，這就像存錢的概念，年輕時儲存越多骨本，到老年即使骨質隨年紀流失，也比較不擔心發生骨鬆問題。	一到更年期，通常都有骨質疏鬆的問題，這個時候會建議女性朋友諮詢醫師是否需要補充女性荷爾蒙，或以骨質疏鬆的藥物來做治療；同時，輔以鈣質與維他命 D3 的補充及適當曬太陽也是非常重要的。

● 肌少症 vs. 關節炎

　　通常肌少的病人因為肌肉量不足，也會造成關節的退化及疼痛，所以我們應該在平時就要建立良好的肌肉量來穩定關節、延緩退化的產生。

　　一旦肌少發生，脊椎或關節也開始進行退化，在已經造成退化的狀況下，「強化肌力」就變得非常重要！除了要加強肌力外，也必需要處理關節疼痛、關節炎的問題。根據臨床發現，一旦產生關節疼痛，病人就會更不願意動，一旦活動意願降低，就會造成肌肉量更不足，也就是**不動造成肌少，肌少造成無力……在這樣的惡性循環下，肌少的問題就會更難解決。**所以基本上，我們會建議在處理肌少問題的過程中，也必須同步處理關節退化的問題，也就是減少疼痛，病人才會更有意願去動，才有機會訓練肌肉力量，進而達到強化肌力的目標。

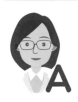

Q8 我吃素，肌肉量一定會不夠嗎？ 我不吃肉／蛋，怎麼辦？

長期吃素的人，比較容易有蛋白質不足以及缺乏維生素 B12 的現象。蛋白質是提供肌肉能量的主要來源之一，吃素，尤其是蛋奶素的人，蛋白質含量可能會不夠。但是要確定自己肌肉量到底夠不夠、是否有肌少的現象，建議可以透過身體組成的分析，了解自己肌肉量的狀況，再由營養師諮詢，檢視在日常飲食裡蛋白質的攝取含量是否足夠。

素食飲食之蛋白質食物，需多選用豆類及其製品（黃豆、豆腐、豆干），來提升飲食中必需胺基酸的總量及種類，達到「胺基酸互補」之作用，以利體內蛋白質的合成，免於有肌少之困擾。如果發現自己有肌少的現象，**蛋白質平時攝取又不夠的話，建議還是要借助一些營養食品來補充增加蛋白質的攝取量**，這樣才不會讓肌少症的狀況一直惡化。

至於維生素 B12，如果有吃蛋的人，只要同時有攝取蛋黃，蛋黃裡面就含有豐富的維生素 B12，不見得要另外多補充；可是如果針對吃純素的人，維生素 B12 可能就會明顯不足。維生素 B12 如果不夠的話容易造成貧血，甚至出現神經疼痛的症狀，建議在這樣的狀況下，還是要利用口服的維他命來補充足量的維生素 B12。

內含維生素 B12

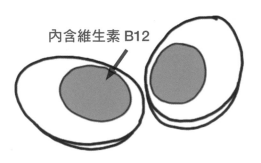

素食者除了易有維生素 B12（蛋及牛奶）缺乏外，另維生素 D（蛋黃及牛奶、曬太陽）、n-3 脂肪酸（亞麻籽油、胡桃、菜籽油、黃豆）、鈣（牛奶及乳製品）及鐵（紅肉及內臟）亦是素食者易攝取不足之營養素，除了多選用含這些營養素高之食物外，建議可酌量使用補充劑，尤其是吃純素之民眾。

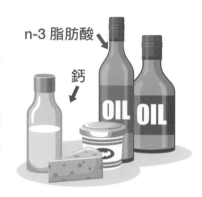

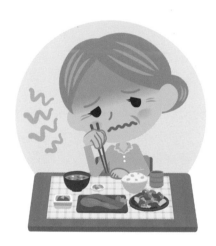

原則上，我們建議盡量使用自然食材來做為主要飲食，但是如果經過檢視後發現有明顯的不均衡，或是長者因食慾不佳、進食量不足的情況，還是會建議使用市售的營養品補充，這時候還要注意是否有糖尿病或腎臟病等，來慎選適合的營養品。

Q₉　若懷疑有肌少症，要看哪一科？

由於肌少症本身有它的特殊性，且常和許多其他疾病共同存在，建議**就醫時「先從影響自己健康最大的問題是什麼」，再去選擇要就醫的科別**；同時，隨著不同疾病階段，建議的門診科別也會不一樣。

● 肌少症初期

　　大部分的臨床顯示：肌少症前期症狀大都只是肌肉質量下降，並不會出現什麼特別的症狀，最多是以痠痛來表現，例如：容易彎腰駝背，或有肩頸、下背痠痛的情況，甚至容易合併有其他的慢性疾病或三高的共病問題，所以處在前期階段的話，建議可以先至高齡醫學科、復健科或是家醫科這三個科別就診。

● 肌少症症狀明顯

　　當出現肌肉力量減少、身體活動功能下降等狀況，就已經屬於肌少症或是嚴重肌少症，此時個案常常會出現走路遲緩、過馬路沒辦法一次走完，又或者是毛巾擰不乾、提重物發生困難，甚至行動會出現較為吃力、從座椅起身會變得困難、上下樓梯爬兩三下就需要休息，甚至出現反覆跌倒的現象，這時就應該盡早積極的就醫，**建議可以掛號復健科或是高齡醫學整合門診**，透過個案主述及臨床檢查，搭配儀器評估。若已經符合肌少症條件，則應該要積極接受復健、及運動介入治療，並且同時搭配適當的營養補充，才可能有機會及時有效控制並延緩肌少症及避免肌少症惡化。

Q_{10} 痛風、尿酸高，該如何吃才能預防肌少症？

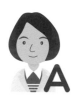 在回答問題之前，特別說明：這裡所探討的痛風、尿酸高，是屬於單純性的尿酸或是痛風（非慢性腎病變引起）。尿酸高或者有痛風的人該怎麼吃才能預防肌少症？一個很重要的原則，還是均衡飲食。

在均衡飲食的架構下，有幾點要特別注意：

① **採低油飲食的型態**。因為油脂攝取過高會抑制尿酸排泄，所以烹調過程中，盡量減少油煎、油炸、油酥的烹調方式，並減少肥肉及動物皮之攝取。

② **少喝酒**。因為酒精在人體裡代謝會產生較多的乳酸，乳酸會影響尿酸排泄，所以酒是導致尿酸高的重要因子。在夏天，大都喝的是啤酒，啤酒本身含有酒精及酵母，皆會導致尿酸增加。

③ **少喝湯**。像火鍋湯汁、濃湯、燉品等，這些湯品裡通常含較高的普林質，喝多了一樣會讓尿酸增高，增加痛風的風險。

④ **多喝水**。需喝大量的水，這點很重要，因為能增加血中尿酸排出。那**茶、咖啡可以用來取代部分的水嗎？答案是可以的**，因為茶、咖啡的代謝產物不會堆積在我們身體的組織內，所以適量的飲用茶、咖啡，可以增加水分攝取。但喝咖啡時，建議不要再添加奶精，因為奶精是屬於油脂類，也是增加油脂的攝取，可以用低脂／脫脂牛奶、豆漿來取代奶精，以減少脂肪的攝取。

❺ **適量蛋白質的攝取。**建議：1 公斤體重攝取 1 公克的蛋白質。以體重 60 公斤的人為例：一天就要攝取 60 公克的蛋白質。

60 克蛋白質食物攝取舉例：			
食物種類	食物蛋白質含量	每日攝取量	蛋白質攝取量
低脂乳品類	8 克／杯	1 杯（240cc）	8 克
全穀雜糧類	8 克／1 碗飯	2 碗	16 克
豆魚蛋肉類	7 克／1 份肉	1 個蛋、豆腐 1 塊、瘦肉類（豬、雞、魚等）共 3 兩（3 份）；或瘦肉類（豬、雞、魚等）共 5 兩（5 份）	35 克
合計			59 克

我們只要記住每天 5 份的蛋白質食物＋一杯牛奶，需將它們平均分配到三餐中。飲食菜單可以這樣設計：

早餐

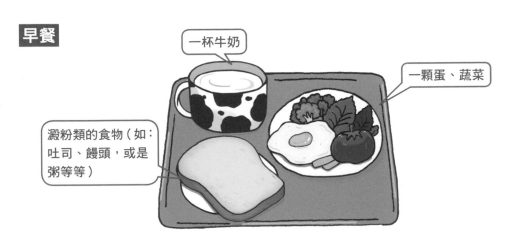

一杯牛奶

一顆蛋、蔬菜

澱粉類的食物（如：吐司、饅頭，或是粥等等）

午餐、晚餐

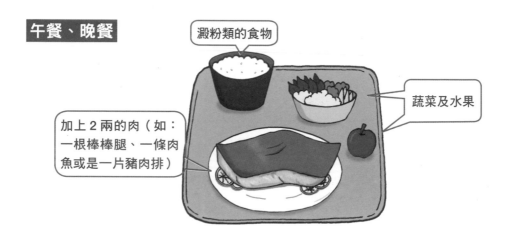

澱粉類的食物

蔬菜及水果

加上 2 兩的肉（如：一根棒棒腿、一條肉魚或是一片豬肉排）

　　有痛風與高尿酸血症民眾的蛋白質建議量，並不會因疾病而減少很多，因此，把握均衡飲食的原則，也是可以預防肌少症的發生，只是在肉類選擇上，會建議盡量選擇中等普林質或是低量普林質含量的食物，盡量減少高普林蛋白質食物的來源；高普林的食物其實滿容易記的，例如：內臟類，像豬心、豬肝等，或可以連內臟一起食用的海鮮也是屬於高普林食物，例如：牡蠣、蛤、小魚乾、花枝、蝦等。我們只要把這些食物攝取量及攝取頻率減少，即可預防因攝取過多普林質而導致的尿酸增高。蛋白質的攝取只要維持在合理的範圍內，即可預防尿酸增高及肌少症之風險。

　　痛風飲食是以均衡飲食為原則，低油、適量蛋白質攝取、節制飲酒及多喝水為主要重點。有體重過重／肥胖及痛風之民眾，體重控制也可以改善病症，可由專業營養師來調整及給予飲食建議，**切記：勿採用偏方及快速減重方法，因組織快速分解會產生大量尿酸、酮酸，反而加重痛風症狀，也會因營養不均衡，而導致肌肉的減少。**

Q₁₁ 生酮飲食可以預防肌少症嗎？

 首先，我們先來了解什麼是「生酮飲食」。一般來講，飲食要生酮，就是要低醣（澱粉及糖）。低醣飲食又可分為兩種：一種叫做「極低醣飲食」，一天醣類總攝取量為 20~50 公克，或是小於 10% 總熱量；另外一種叫做「低醣飲食」，一天醣類攝取量需小於 130 克，或是小於 26% 總熱量。生酮飲食所採用的為極低醣飲食。

低醣生酮飲食又可以分成兩種：一種是大約由 90% 脂肪來提供熱量的飲食，叫「極低醣生酮飲食」；另一種是由較多蛋白質跟脂肪來提供熱量的，這種飲食又叫做「阿金飲食」。這兩種飲食的特色，都是儘量減少食物中醣類的攝取，三餐以油脂類或肉類加油脂類為主。當醣類攝取量不足，身體中能量代謝轉而使用脂肪酸當能量來源，此時脂肪酸代謝會產生很多酮體，當酮體在人體裡的量增加之後，會有利尿作用，所以會排出很多水分；而且，酮體會讓人感覺比較不會饑餓，而有較高的飽足感，因此食慾下降，也比較容易有噁心、疲倦的症狀，因而達到體重減輕之目的。但根據研究報告指出：極低醣生酮飲食對一般民眾來說，是不容易長期執行及配合的，往往在執行過程中，會一直增加醣類的攝取而逐漸恢復體重。

❓ 低醣生酮飲食到底能不能預防肌少症？

國外研究報告，在相同熱量下，飲食含 140 公克醣／ 108 公克脂肪的低醣飲食，與含 352 克醣／ 17 公克的低油飲食比較，結果：低醣飲食可以讓胰島素分泌量減少，食用低醣飲食 6 天後體內脂肪氧化有增加，但是體內蛋白質的氧化也有較高之趨勢。長期下來（六個月之後），可以看到食用低醣飲食者，體脂肪減少總量小於低油飲食者。

另外一篇針對肥胖者的研究，也是在相同熱量下，採用脂肪占 80% 總熱量／醣占 5% 總熱量醣之低醣生酮飲食，與採用脂肪占 35% 總熱量／醣占 50% 總熱量醣之均衡飲食比較。結果低醣生酮飲食體重減少較多，但體脂肪減少較少，低醣生酮飲食在減重過程中，是消耗掉身體裡的瘦體組織，也就是肌肉部份，也就是我們比較在乎的肌肉量。**所以吃低醣生酮飲食可以不可以預防肌少症？答案顯然是否定的。**而且很多研究報告也告訴我們，低醣生酮飲食雖然每天會比低油飲食多消耗 26 大卡的熱量，但是低醣生酮飲食也比低油飲食在體脂肪減少量部分，少了 16 公克，兩相比較，**低油飲食反而會減到比較多的體脂肪，低醣飲食減掉比較多的是瘦體組織，也就是肌肉，非旦不能預防肌少症，還可能增加了肌少症的風險。**

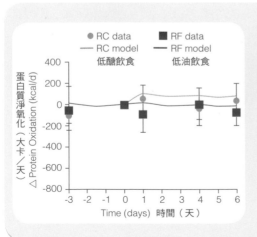
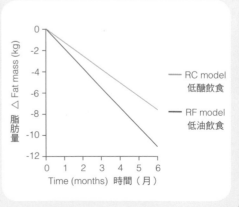

Cell Metabolism. 2015; 22: 427-436.

Q12 低升糖指數飲食可以預防肌少症嗎？

 升糖指數（Glycemic index, GI）是攝取含醣食物對餐後血糖的影響加以量化的方法。升糖指數是以進食含 50 公克醣類的受試食物 2 小時後其血糖增加的面積，與進食等醣量（50 公克）的參考食物（葡萄糖或白麵包）2 小時後血糖增加面積之比值，以參考食物（葡萄糖或白麵包）血糖增加的面積以 100 計。與參考食物比對後，GI ＜ 55 的食物歸為低升糖指數食物；GI ＞ 70 為高升糖指數食物；GI 介於 56 ～ 69 之間歸為中升糖指數食物，低升糖指數飲食也被稱為低胰島素飲食。

食物含三大營養素，為蛋白質、脂肪、醣類；醣類就是我們所說的碳水化合物（澱粉及糖）。在六大類食物中，含有碳水化合物（醣類）的食物有三大類：水果類、全穀雜糧類及乳品類。

- **牛奶**：如全脂牛奶或優格屬於低升糖指數的食物。

- **水果部分**：建議少選擇木瓜、鳳梨、西瓜，因為它們屬高升糖指數的食物；多選擇櫻桃、梨子、蘋果等低升糖指數的水果。

- **全穀雜糧類**：盡量減少選用精緻白米飯、麵條、糯米製品，可以多選用低升糖指數的糙米、胚芽米、番薯等。

一般額外添加糖之食物或飲品，隨著糖的添加愈多，升糖指數則愈高。低升糖指數飲食是針對含醣食物選擇之建議，以低升糖食物為首選，至於蛋白質食物（豆、魚、蛋、肉類）與油脂類，還是要依照均衡營養的建議來攝取，並選用好油。因此**低升糖指數飲食，只要營養夠均衡，還是可以預防肌少症的發生，而且還會有較穩定的餐後血糖。**

國人常用食物的升糖指數（GI）對照表

食物種類	GI 以白麵包（GI100）作為 GI 食物對照之參考指標			
五穀根莖類	全麥早餐穀類 43±3 義大利麵 60±4 豌豆（仁）68±7 烏龍麵 79±10 玉米脆片 90±15 薯條 107±6	皇帝豆 46±13 米粉 61±6 綠豆 76±11 燕麥片粥 83±5 白米飯 91±9 糯米飯 132±9	山藥 53±11 速食麵 67±2 甜玉米 78±6 烤馬鈴薯 85±4 即食麥片粥 94±1	粉絲 56±13 通心粉 67±3 芋頭 79±2 甘藷 87±10 貝果 103±5
蔬菜類	菜豆 39±6	扁豆 41±1	大豌豆（夾）56±12	胡蘿蔔 68±23
豆類	黃豆 25±4			
水果類	櫻桃 32 無糖番茄汁 54 柳橙 60±5 葡柚汁 69±5 香蕉 74±5 木瓜 84±2	葡萄柚 36 李子 55±21 桃子 60±20 柳橙汁 71±5 奇異果 75±8 鳳梨 84±11	梨子 47 草莓 57 無糖鳳梨汁 66±3 芒果 73±8 小紅莓汁 80 西瓜 103	蘋果 52±3 蘋果汁 57±1 葡萄 66±4 草莓果醬 73±14 杏 82±3
乳製品類	全脂牛奶 38±6 冰淇淋 87±10	優格 51	布丁 62±5	豆奶 63
烘焙食品類	蛋糕（蛋糕粉）54-60 天使蛋糕 95±7	海綿蛋糕 66 糖霜雞蛋糕 104	鬆餅 77±8 甜甜圈 108±10	鬆餅 78±6
零食點心類	花生 21±12 洋芋片 77±4	腰果 31 爆米花 103±24	花生 47	巧克力 61±4
碳酸飲料類	可樂 83±7	汽水 97		
糖類	木醣醇 11±1 蔗糖 97±7	果糖 27±4 葡萄糖 141±4	乳糖 66±3	蜂蜜 78±7

備註：

1. 資料來源為 Foster-Powell K, Holt SH. Brand-Miller JC. International table of glycemic index and glycemic load values: 2002.1.2 Am J Clin Nutr 2002; 76(1):5-56.

2. 食物的升糖指數會因不同食物來源地、品種、成熟度及亨調加工方式等而有差異。
   取自：行政院衛生署 99 年 5 月份新聞

Q13 何謂地中海飲食？可以預防肌少症嗎？

 地中海飲食主要源自於地中海地區的國家，如西班牙、希臘、義大利等。**其重要特色是，多攝取植物性的食物與橄欖油。**

地中海飲食型態被應用於許多慢性疾病的飲食管理，研究報告指出：

- 可以改善糖尿病病人的血糖，有效地使血糖及醣化血色素降低，也有體重控制的效益。

- 與心臟代謝疾病的相關性，食用地中海飲食型態的民眾，得到心臟代謝疾病的機率會較少。

- 同年齡層中，食用地中海飲食型態之民眾，其服用心臟代謝疾病藥物的種類數會比沒食用地中海飲食型態者少。

❓ 地中海飲食與肌少症的關係？

根據一個以老人為對象，長達 3.5 年的追蹤研究，觀察其體重有沒有減輕、身體是否衰弱、活動力下降、走路較慢等現象，其結果：**多攝取魚類和水果者，比較符合地中海飲食的模式，是可以讓衰弱情況獲得改善。**

另外，跌倒是老人照護中很重要的指標，也是運用在衰弱症一個很重要的篩檢要件之一。老人跌倒次數越多次，肌少症的風險就愈大，而研究中發

現，食用地中海飲食型態服從性愈高的老人，跌倒的次數相對地減少，尤其在每天可以吃到兩份以上蔬菜的這群老人，跌倒的風險真的明顯下降，因此，地中海飲食型態確實能預防肌少症。

❓ 怎麼吃，才能稱為「地中海飲食」型態？

1. 多攝取富含抗氧化營養素、維生素、纖維質的植物性食物，包括水果、蔬菜、雜糧麵包、豆類、穀類、堅果等。

2. 多攝取富含高量單元不飽和脂肪酸的油脂，主要來源為橄欖油、苦茶油、菜籽油。

3. 飲用低脂或脫脂乳品，建議一天飲用兩杯；起司與乳酪以低脂或脫脂為主。

4. 可隨餐飲酒，但是酒品種類須是葡萄酒，用量並不是毫無節制；女生建議每天飲用一個酒精當量，男性最多每天飲用兩個酒精當量。一個酒精當量約為 120~150cc 葡萄酒。

5. 肉類、禽類、蛋類，則隨著每個人需要量不同而做調整。加工肉品盡量減少食用。

只要能在平時選對食物、吃得好，符合地中海飲食型態，不只可以預防肌少症，有研究指出：也可以預防失智喔。

Q14 何謂得舒飲食？可以預防肌少症嗎？

得舒飲食（DASH Diet）是由美國心肺與血液研究所提出，用來控制高血壓的一種飲食型態，**其飲食特色，是高纖維、含多種抗氧化營養素、高鉀、高鎂、高鈣和含少量飽和脂肪酸以及含豐富不飽和脂肪酸的飲食型態**，即鼓勵民眾要多吃蔬菜、水果、低脂乳品類、全穀類、禽類、魚、堅果，少攝取含高量飽和性脂肪酸之紅肉、甜食、含糖飲料及過量鹽巴。因需限制鈉的攝取每日小於 2300 毫克，相當等於一天小於六公克的鹽，因此，得舒飲食被運用於血壓管理，降低心血管疾病風險；甚至也有很多學者，運用得舒飲食介入改善糖尿病病人的血糖。

？ 得舒飲食與肌少症的關係？

根據研究指出，**食用得舒飲食的民眾，體重會減輕，而且基礎代謝率會提高，得到肌少症的比例也比非食用得舒飲食的民眾來的低**，風險下降高達80%。

❓ 怎麼吃，才能稱為「得舒飲食」？

① 使用全穀根莖類取代白米飯、白麵條、白吐司等的精製澱粉類食物。

② 三餐中要有大量的蔬菜；烹調方式盡量少用川燙，多使用涼拌的方式，因為這樣會保留較多的鉀。

③ 水果的部分，可依照自己身體狀況酌量食用。因為在得舒飲食型態中，建議天天五蔬加五果，在五果的部分，就可依照自己身體狀況調整之。

④ 乳品的選擇，建議飲用脫脂或是低脂乳品，減少食用全脂乳品。

⑤ 肉類的選擇，多用白肉取代紅肉。所謂紅肉就是牛肉、豬肉、鴨肉、羊肉等顏色較深紅的肉類，因為這些肉類相對含較多飽和性脂肪酸，因此，建議改成攝取白肉，就是所謂去皮雞肉、禽肉，或魚肉，或者可以用蛋、豆腐、豆干來當成蛋白質食物來源。

⑥ 油脂的部分，盡量多選用好油，例如：茶油、花生油、橄欖油等。

⑦ 多吃堅果，但因堅果屬於油脂類，因此，在堅果跟油脂之間的使用量必須達到平衡，假如食用較多堅果，可能烹調用油就要少一點，脂肪的部分才不會過量。

在均衡營養的原則下，食物的選擇做一點改變跟搭配，就可以吃出健康的得舒飲食，也可以讓我們預防很多慢性疾病，同時也可以減少肌少症的發生。

三餐食物的熱量及蛋白質含量

食物	熱量（大卡）	蛋白質（公克）
飯 1 碗	280	8
饅頭 1 個	210	6
吐司 1 片	140	4
玉米 1 根	210	6
瘦肉類 1 兩	55	7
蛋 1 個	75	7
豆腐 1 塊	75	7
一般魚類 1 兩	55	3
去皮棒棒腿 1 支	110	14
蔬菜燙熟 1/2 碗	25	1
水果約拳頭大	60	0
烹調油 1 湯匙	135	0

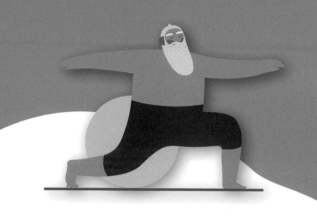

第三章

預防篇

運動／飲食／
生活習慣

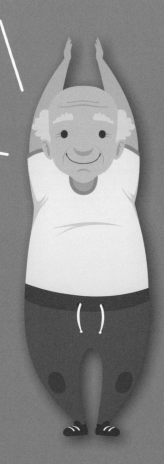

Q₁ 做重量訓練就能長肌肉，年紀大的人也可以進行重量訓練嗎？

隨著國人日益重視肌少症的問題，於是愈來愈多的人開始做重量訓練，減緩肌肉的流失或藉以鍛鍊肌肉、增加肌肉。

其實**不論什麼樣的年齡層，或是為了什麼目的的人，都應該要規律地從事重量訓練。**年輕人從事重量訓練，是為了維持良好體態；中年人是希望透過運動維持健康；而銀髮族大都是為了改善身體功能、延緩老化所造成的肌肉流失，所以開始鍛鍊肌肉。

重量訓練是阻力訓練的一種；阻力訓練的方式種類相當多，依使用的器材不同，阻力原理可以區分為：

一、氣壓阻力訓練器材，是以空氣壓力作為阻力。

二、傳統機械式阻力訓練器材，其阻力來源，主要為重量塊（鉛塊），目前普遍使用於健身房或是學校。但因若使用不當，容易造成運動傷害，所以較不適合銀髮族群。

● 適合銀髮族使用的重訓器材

▶ 油壓阻力運動器材

近年來，業者開發出新型的油壓阻力運動器材，是以油壓當作阻力來源。油壓阻力器材在訓練時，主要提供「作用肌」及「拮抗肌」向心及離心的反覆收縮訓練，相對的安全性較高，也更適合銀髮族使用。

▶ 彈力帶

彈力帶不同顏色具有不同阻力，較適合社區及居家練習訓練使用。尤其年紀大的長輩，若要開始從事阻力運動訓練，同時又合併有慢性疾病，建議先經由醫師及專業人員評估後再進行訓練。

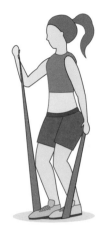

● 銀髮族群從事重訓時，需特別注意的事項

一般的運動醫學專業評估，是遵循著美國運動醫學會（ACSM）所提出的標準來做為是否可以進行阻力運動訓練的準則，若有下述問題或疾病的長者，尤其特別需要經過評估。

個案如果有以下症狀，重量訓練則為禁忌：
1. 不穩定的冠狀動脈心臟病。
2. 未代償的心臟衰竭。
3. 未控制良好的心律不整。
4. 嚴重的肺動脈高壓。
5. 嚴重且具有症狀的主動脈狹窄。
6. 急性心肌炎、心內膜炎或是心包炎。
7. 未控制良好的高血壓，血壓大於 180 ／ 110 毫米汞柱。
8. 主動脈剝離。
9. 馬凡氏症（麻煩症候群 Marfan syndrome）。
10. 如果具有急性、增值性視網膜病變，則不宜從事高強度阻力訓練；若合併有非增值性糖尿病視網膜病變，也不宜從事中強度的阻力訓練。

有下列狀況的病患，建議在運動前需諮詢具有運動醫學專長的醫師，分別是：

1. 具有冠狀動脈心臟病主要危險因子者。

2. 任何年齡的糖尿病患者。

3. 高血壓控制不良者，血壓值大於 160 ／ 100 毫米汞柱。

4. 心肺功能不佳者，小於 4MET。

5. 肌肉骨骼系統有所限制者。

6. 體內有裝置心律調節器或是去顫器的個案。

● 運動前的篩檢

　　體能活動適應能力問卷 PAR-Q 是由加拿大運動生理學會所設計，作為運動前的安全指引，目前普遍使用在開始從事體能活動前的篩檢工具。經常進行體能活動不但有益身心，而且樂趣無窮，因此，愈來愈多人開始每天多做運動。對大部分人來說，多做運動是很安全的。不過，有些人則應在增加運動量前，先行徵詢醫生的意見。如果你介乎 15 至 69 歲之間計劃增加運動量，透過回答 PAR-Q 問卷中的 7 個問題，這份體能活動適應能力問卷會告訴你應否在開始前諮詢醫師；但若你超過 69 歲及沒有經常運動，建議請先徵詢醫生的意見。普通常識是回答這些問題的最佳指引。

PAR-Q 體能活動適應能力問卷

問題	評估
1. 醫師曾說過你有心臟疾病或高血壓嗎？	
2. 當你休息時、日常生活時或從事運動時，你會感覺到胸痛嗎？	
3. 你曾經因為暈眩而失去平衡，或在過去的十二個月內曾經失去意識嗎？	
4. 你是否曾被診斷罹患其他慢性疾病？	
5. 你最近有在服用慢性疾病處方用藥嗎？	
6. 你有骨頭或關節問題，如膝蓋、腳踝、肩膀或其他部位，可能因為更多身體活動而使情況惡化嗎？（若你有關節的過往病史，但不影響最近的身體活動，請回答「否」。）	
7. 醫師曾說你只能在醫務監督下進行身體活動嗎？	

以上七個問題若回答皆為「否」，則可以安心的從事身體活動；但若有任何一題回答「是」的話，則建議為了您的安全，在運動之前，務必諮詢醫師，取得同意後再開始進行運動訓練。

資料出處：The Canadian Society for Exercise Physrology

● 為銀髮族設計課程時的注意事項

▶ 把握漸進性的原則：

也就是負荷量由輕到重，反覆次數由少到多，運動時間也是由少慢慢增加。

▶ 課程內容的安全性及趣味性：

課程的設計除了首要把握安全原則之外，內容更要能夠引起長輩興趣，讓他們在運動中找到樂趣，才可能願意持續地從事訓練。

▶ 運動後的恢復：

長輩不若年輕人的體力好，所以在訓練時，肌肉可能會產生較多的乳酸或是廢物，所以運動後要有適度的休息，讓堆積的乳酸能夠充分代謝，減少運動後產生的痠痛，及降低運動傷害。

▶ 運動前後的營養補充：

建議在運動前後 1 小時內，適當的補充營養（足量的全穀類及蛋白質）才可以讓透過訓練產生的肌肉損傷獲得充分修補，進而增加肌肉質量及肌肉力量。

另外，在門診個案中，許多的長輩也會反應：平常都有在做運動，像是在公園／操場散步、快走，或是打高爾夫球等一般性的運動，還需要特別做重量訓練嗎？其實還是需要的！因為銀髮族接受重量訓練並不是要將肌肉訓練到非常強壯，如健美般的體態，而是希望透過規律的阻力運動來達到肌肉增加適能、降低跌倒及改善日常生活功能的目的；而阻力運動訓練已經被證實可有效增加肌肉質量、提升肌肉表現，同時可以改善身體平衡能力和身體活動功能，長時間規律執行，對於增進長者認知功能也有助益，並可以有效預防失智症發生。

Q_2 肌少症要吃什麼藥？有辦法治癒嗎？真的不可逆嗎？

身體器官會隨著年紀增加而逐漸老化，其中又以肌肉組織的減少最為明顯，若合併肌力減弱或行動力變差，可能已經罹患「肌少症」。以目前全球好發的情況來說，肌少症已屬於老人常見慢性病的一種，更是老年症候群的關鍵因素，不得不注意。

？ 肌少症有沒有藥可醫？

截至目前為止，**肌少症目前在醫界尚無證實可以改善的藥物**，雖然說有許多藥物正在研發中，包含可以增加生長激素的促進劑，但是目前看起來只能增加肌肉量，沒有辦法增加肌肉強度。另外，像是 Selective androgen receptor modulators（SARM 選擇性雄性激素接受器調節劑）、Angiotensin-converting enzyme inhibitor（ACEI 血管張力素 I 型轉化酶抑制劑）、Growth hormone（生長賀爾蒙）……這些研發的藥物，用在人體治療上仍未有定論，需要更多的研究才能證實長期服藥的相關安全性。因此建議：要維持規律運動（阻力訓練為主的訓練）、飲食中多攝取蛋白質及維生素 D（足夠的維生素 D 可以幫助肌肉表現）。維生素 D 的來源，除了曬太陽以外，不論是從天然的食物上或營養補充品方面攝取，建議每日攝取量需 800 ～ 1000 IU，目標讓血液中維生素 D 濃度達到充足 30 ng/ml（75 nM）。

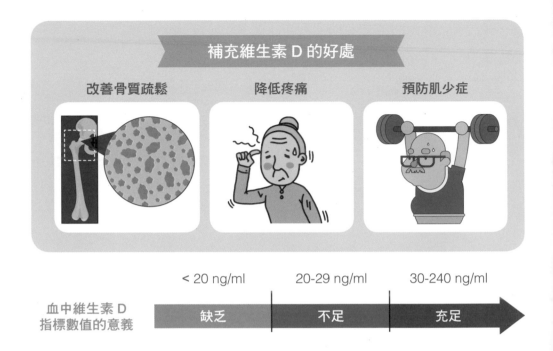

所以，**目前針對肌少症的臨床處理，藥物治療並非第一線**，最重要的還是能夠在早期篩檢出有肌少症或是有肌少症傾向的個案，積極給予營養及運動介入，這樣才可以達到控制病情及延緩病情惡化，進而逆轉肌少症。

❓ 哪些疾病容易同時併發肌少症？

▶ 肥胖性肌少症

主要是脂肪組織浸潤到肌肉中，造成肌肉組織成分改變。臨床上可以看到病人體型肥胖，主要的肌肉部位異常柔軟，脂肪比例偏高，同時伴隨肌力不良或是行動表現不佳。

▶ 衰弱症

衰弱症通常伴隨著因疾病或外傷長期臥床而產生的體重下降、肌肉下降及行動表現不良的症狀。

▶ 惡病質

主要是因為如癌症或心血管疾病等等的疾病，因長期反覆住院、臥床或飲食困難，造成嚴重的體重下降及行為能力降低。

▶ 營養不良

通常是因為蛋白質或相關營養素攝取不足所造成，所以當患者若患有上述疾病或症狀時，就必須考量，是否同時有罹患肌少症的可能性，須適時提供適當的營養處方作為醫療的介入方式，這樣才有機會可以逆轉肌少症症狀。

最後，還有一點要特別注意：**肌少症個案的體重不一定都會下降，主要是體內身體組成比例出現變化**；但是也有少部分長輩的體重一直持續下降，這時我們一定要積極地注意、觀察其造成體重下降的原因，或是配合專業的醫師診斷，把原因辨識出來並給予協助，方能避免肌少症症狀加重或病情惡化。

Q₃ 大家都說肌少症早期預防很重要，到底要多早開始呢？

現代人都長壽，可以活得很久，但若生命延長，生活品質卻無法跟上，那就毫無意義。而隨著醫學進步，流行病、慢性病及癌症都能得到很好的控制，**唯有「肌肉量的維持」是完全要靠自己努力才能增加的。**所以，如何能維持良好的體能，讓下半輩子擁有良好的生活品質，也是我們現代人非常重要的努力目標。

● 肌肉量 vs. 年齡

想要維持良好體能，其中肌肉量的維持是很重要的因素。肌肉量不足，容易造成身體疲倦、肌肉痠痛、跌倒失能等等的情況。通常超過 40 歲之後，每十年肌肉量會減少 8%；超過 70 歲之後，十年會減少 15%；也就是從 40~80 歲的階段，如果沒有特別努力的話，全身肌肉量大概只剩下 40%；亦即你若活到 80 歲，你只有 40 歲的 60% 肌肉量，在這樣的狀況下，很容易會造成跌倒以及關節疼痛的風險，所以肌少症的預防，是要越早開始越好。

年齡	肌力
少年／青少年期	盡量提升肌肉質量、鍛鍊肌力
成年期	維持肌肉質量及肌力
老年期	減少肌肉流失

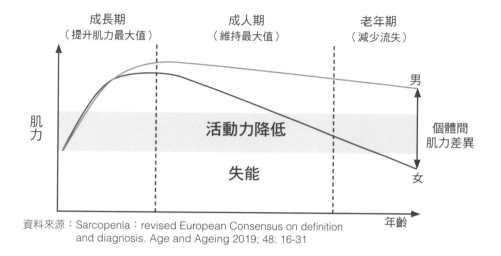

資料來源：Sarcopenla：revised European Consensus on definition and diagnosis. Age and Ageing 2019; 48: 16-31

● 預防肌少症的最佳時機

在年輕時，尤其學生時代，因為每週都有體育課，所以至少會保持一定的運動習慣。但在畢業後或是開始工作之後，很多人的生活大都是每天上班打電腦、下班追劇滑手機、假日補眠逛街吃飯……幾乎都離不開 3C 產品，加上沒有運動習慣，整個人就如同沙發馬鈴薯般，體脂肪節節上升，肌肉量卻是日益下降。這個時候，你會覺得自己胖了，於是便開始狂節食、減肥，最後因為方法不當，常常是減了肌肉，脂肪卻不動如山，結果**減肥反讓肌肉愈來愈少**，這一點真要特別注意。

所以，到底什麼時候才是開始預防肌少的最佳時機呢？很簡單，**不管你幾歲，從現在就開始做，越早開始越好**。從即日起，先了解自己的肌肉量，確認是否有肌少（或是局部肌少）的問題，以及肌肉量的狀況，再去設定運動目標。總之，能在愈年輕時就養成良好運動習慣，就不怕肌少症的發生。

Q_4 肌肉若不鍛鍊，多久會流失？

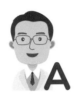 一般而言，肌肉在我們人體的瘦體組織（lean body mass）中也是占最大比例，同時在維持人體健康中扮演著重要的角色。肌肉主要會影響肌肉力量及能量的代謝，還有行動力甚至骨骼的支撐及平衡感；另外，肌肉本身也有助於傷口復原、免疫功能，甚至影響消化功能及皮膚健康……由此可以看得出，肌肉對人體的影響是相當大的。

● 肌肉的「用進廢退」機制

所謂「用進廢退」，亦即當我們**肌肉越訓練、越使用，它就會變得越強壯，甚至肌肉量也會增加**；一旦沒有規則的訓練或是持續地維持肌肉，它就可能像坐溜滑梯般逐漸流失。

肌肉流失的速度快慢和許多因素都有關，包括年齡、日常生活型態、飲食狀況及之前訓練的時間、強度、訓練量等等；而其中「年齡」是最大的影響因素。年輕人透過規律且足夠強度的重量訓練後，一段時間就可以讓身上的肌肉開始增加，甚至雕塑出一個健美的體格。

● 肌肉的流失狀態

通常有運動習慣的人都會擔心：若因為一些因素，短時間不能運動，那麼之前的訓練效果會不會一切付諸東流，努力全然白費？其實不用這麼害怕，肌肉的流失速度與狀態，大致是這樣的：

▶ 短時間停止訓練

通常一～二週停止運動，影響的大都是肌耐力及心肺功能，之前好不容易訓練起來的肌肉量及肌肉力量，透過日常活動及飲食，都還是能夠維持住成果，不會有明顯的肌肉流失問題。

▶ 停止運動達兩週以上

若沒有持續訓練達兩週～一個月，這時身體的組成就會開始起變化，體脂肪量會開始上升，肌肉量也會跟著開始下滑，那麼好不容易練起來的人魚線就會慢慢消失，六塊肌也會逐漸變成一塊肌了。

▶ 停止運動時間達一個月以上

若沒有持續訓練長達一個月，甚至三個月以上，那麼就要有「身體會恢復到還沒開始做重量訓練前的體態」，也就是要有被打回原形的心理準備。但這時候若趕緊恢復鍛練，想要回到之前的最佳狀態，也會比之前一開始時來得輕鬆及簡單，畢竟凡走過必留下痕跡。

● 肌肉的開源節流

一般來說，年紀比較大才開始做重量訓練，相較於年輕人，要達到增加肌肉甚至提升肌肉力量的時間會需要比較長的時間，若又是停止很長時間不鍛鍊的話，肌肉就會開始流失，如同骨頭的代謝一樣，是不可逆的。所以，上了年紀，一定要做好肌肉的開源及節流計畫。

可惜的是，**目前還沒有任何一個有效的方法可以幫助達到節流的目的，**只能利用開源的方式，透過持續不斷地、規律地、足夠量地運動及營養補充來做到；而且愈年輕開始來執行，效果愈好，千萬不要面臨因年紀增長、身體的老化，讓肌內持續流失衍生出肌少症的問題，再來做補救措失。

● 肌肉的爆發力

我們常說活動、活動，要活就要動，而且活到老動到老，所以銀髮族的持續運動鍛鍊更是重要，不能輕易的斷然中止。因為**銀髮族除了重視肌肉量及肌肉力量的訓練之外，肌肉的爆發力也是很重要的一環；重要性甚至高過肌肉力量的訓練。**

國內的運動科學研究團隊，曾經針對六十五歲以上有肌少症的女性進行運動訓練發現：持續三個月的運動訓練，在體適能方面及肌力、肌肉量的改善都有顯著的進步；但在停止運動一個月後，便開始出現明顯的退步，除了肌力流失之外，還會影響肌肉纖維中快縮肌的流失（快縮肌負責肌肉爆發力），甚至流失速度會高過肌肉力量。

肌少症女性經過三個月的運動訓練後，在肌肉量、肌力及體適能方面的變化

| ⬆ 有顯著進步 | ⬇ 大幅退步 |
| ⇧ 有進步 | ⇩ 退步 |

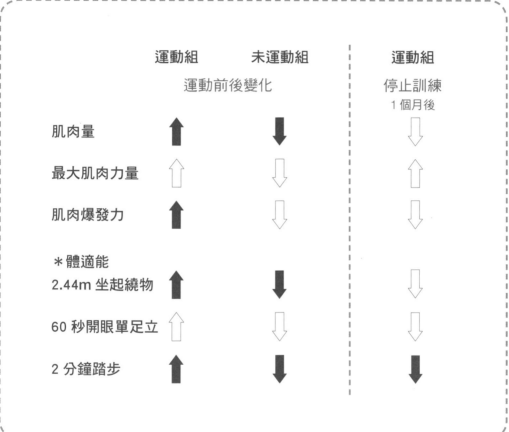

參考資料：臺灣老年醫學會雜誌，2014、9(1)、page 15-27

　　肌肉的爆發力與銀髮族跌倒瞬間的運動表現有關，它足以支撐、維持身體的平衡及穩定性，讓他們免於跌倒的傷害。所以**銀髮族的運動訓練最重要的就是不要間斷**，除了會造成肌肉流失之外，爆發力訓練的效果更是不易維持。

Q5 預防肌少症，平日的營養調理應注意哪些事情？

想要有效預防肌少症，平日的營養調理需注意：

一、飲食均衡六大類

不同的食物所含的營養素也不同，因此，把食物所含的營養素大致相同的歸成一類，共分成六大類食物，唯獨均衡攝取六大類食物，營養素來源才會均衡；當營養素攝取越均衡，身體利用營養素合成肌肉組織就會越順暢。只是要特別注意的是：**均衡攝取六大類食物的同時，還是需要有足夠的蛋白質攝取，才能有效地預防及改善肌少症現象。**

二、主食選擇以全穀雜糧為主

因為全穀雜糧裡含較多維生素、礦物質、纖維質與植物化學物質等抗氧化營養素，當我們的身體內維生素、礦物質含量充足的情況下，會讓我們身體代謝更加順暢。因此，建議減少精緻食物的攝取，太過精緻的食物，其維生素、礦物質、纖維質的含量也相對較少。另外，含油及糖分較高的食物，甚至含糖飲料，也都要減少攝取，因為這些大多是屬於空熱量的食物，會讓我們的身體合成較多脂肪組織，導致肥胖的現象。

三、每日食物多樣化

　　每天的食物選擇最好能多樣化，顏色愈多元，對身體愈健康。像是當季蔬果、新鮮肉類與海鮮。因為當季的蔬果價格便宜、農藥使用量最少，在食品安全上算是較安全的食物來源。

四、飲食要盡量清淡。

　　食物的調味不要過鹹；同時少吃醃漬物、罐頭或是加工食品，甚至連沾醬都要酌量使用，才不會攝入過多的鈉，導致血壓控制不好，增加高血壓風險。

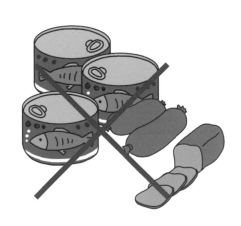

五、挑選食材要特別注意營養標示

　　假設我們買的是袋裝／罐裝食品，要注意食品營養標示及製造日期、保存條件與保存期限。營養標示的部分，要詳閱食品裡每份所提供的營養價值；製造日期的部分須確保讓我們吃到的食品是在最佳的鑑賞期限內；保存條件、溫度也是讓食品維持在安全的狀態下的重要因素。

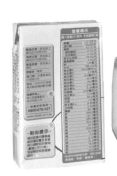

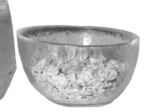

　　只要能夠在平時的飲食中注意以上這幾點，即能營養滿分，健康加分，且能降低肌少症的風險。

Q6 每個年紀的熱量及蛋白質需求量都一樣嗎？

每個年紀熱量及蛋白質的需求當然是不一樣的。

● 熱量需求

研究報告指出：20 歲以後，每 10 年基礎代謝率會降低 3%；甚至有研究指出：隨著年齡增加，每 10 年會減少 150 大卡的熱量需求。

其實熱量的需求減少，最主要是因為基礎代謝率及活動力下降，使得總能量消耗減少，所以當年紀逐年增加，例如，以 30 歲跟 60 歲來比較，若仍維持相同的熱量攝取，60 歲者的體重一定會越來越重，因為基礎代謝率下降了，而我們吃的能量沒有減少，就會導致體重過重、肥胖。所以**當年紀愈來愈大，能量的攝取（進食量）和消耗量（活動量）都要相對地調整**，這樣才能夠讓體重維持在合理的範圍。國民健康署有制定國人膳食營養素參考攝取量表，也是建議國人**隨著年齡的增加，熱量的攝取隨之逐漸下降**。

● 蛋白質的需求

每個年齡層蛋白質的需求量當然也是不一樣的，年紀愈小的孩子（如嬰幼兒），每公斤體重蛋白質的需要量愈高，隨著年齡增加，每公斤體重之蛋白質需求量則逐漸減少；到成人之後，蛋白質建議量為 0.8-1 公克／公斤體重；但當邁入 65 歲之後，若蛋白質攝取仍是維持在 0.8-1 公克／公斤體重的話就

會顯得不太足夠，因此，建議增加到 1.0~1.2 公克／公斤體重。舉例來說：
年輕時體重為 60 公斤，到 60~65 歲仍是維持在 60 公斤的話，蛋白質建議
量就要從年輕時的 48~60 公克／天，增加到 60~72 公克／天。（如下圖）

年齡	蛋白質建議攝取量（每公斤體重）	60 公斤需要的蛋白質攝取量
成年人	0.8g~1g	48g~60g
> 65 歲	1.0g~1.2g	60g~72g

總結上述，每個年齡層的熱量及蛋白質需求是不一樣的，**隨著年齡增加，
要減少熱量、增加蛋白質攝取，但其先決條件，是要有好的腎臟及肝臟功能，
因腎臟及肝臟功能不佳者，不適合高蛋白飲食。**

大於65歲以上民眾蛋白質需求建議（克／公斤體重）

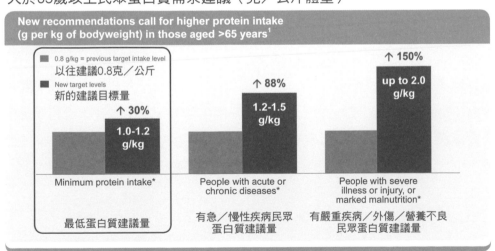

New recommendations call for higher protein intake (g per kg of bodyweight) in those aged >65 years[1]

- Caution needed among those with severe kidney disease [i.e. estimated GFR <30mL/min/1.73m²] calculating their needs differently.

對於有腎臟疾病民眾（如eGFR< 30 ml/min/1.72m2）需有不同蛋白質建議量

Q7　年紀大或牙口不好的人，咬不動肉，怎麼補充蛋白質？

年紀大或牙口不好的人，可以用三種方法來增加蛋白質攝取：第一個從食物選擇上做調整；第二個改變食物的製作方式；第三個是改變烹調方式。

一、食物選擇做調整：

六大類食物中，含有蛋白質的食物有兩大類：第一大類是乳品類；第二大類是豆、魚、蛋、肉類。乳品類建議量為 1~2 杯，大約可以攝取到 8-16 公克蛋白質。第二大類從豆、魚、蛋、肉類來攝取，若是肉類在咀嚼上比較困難、吃不動，可以用豆腐、豆干、豆包、豆漿來取代肉類，或者是用魚、蛋來取代，這樣蛋白質的攝取就不會有太大的問題。

二、製作方式改變：

舉例來說，對肉類攝取較困難、咬不動的民眾，我們**可以把整塊肉變成絞肉，從大塊肉變成細絞肉**，自然比較好咀嚼吞嚥。烹調過程中，再**添加些許太白粉、蛋白，讓其口感更順口、滑嫩**，這樣就可以解決咬不動肉類的困擾，也可以順利攝取到足量的蛋白質。

三、烹調方式改變：

同樣用肉類來舉例。當肉質比較硬、咬不動時，除了上述說的把它變成絞肉來料理外，也可以用燉的方式把肉燉久一點，食物也會變得比較軟；或者是

用滷、熬湯的方式，把肉燉滷時間拉長一點，也會比較好咀嚼，這樣有年紀或牙口不好的人，同樣可以順利吃到足量的蛋白質。

下圖附吞嚥能力篩檢表（EAT-10），可幫助評估是咀嚼或吞嚥問題，若是咀嚼問題，請牙科醫師幫忙；但若是吞嚥問題，則需與醫師討論治療方式喔！

EAT-10 吞嚥能力篩檢表

目的：吞嚥能力篩查工具（EAT-10）能夠幫助評估吞嚥問題。如發現吞嚥問題的症狀，請務必與您的醫生商討治療方案。

請根據您的吞嚥情況回答以下問題，並在每題空格內填上所選分數。

您有以下的吞嚥情況嗎？有多嚴重？	0 沒有問題	1	2	3	4 問題嚴重
1. 我的吞嚥問題令我體重減輕。					
2. 我的吞嚥問題令我不能如以前一樣外出用餐。					
3. 我喝飲料時很費力。					
4. 我吃固體食物時很費力。					
5. 我吞藥丸時很費力。					
6. 吞嚥的過程會引起痛楚。					
7. 我的吞嚥能力令我不能享受用餐。					
8. 我進食後會感到喉嚨黏著食物。					
9. 我進食時會咳嗽。					
10. 吞嚥的過程使我感到有壓力。					

如總分等於或高於 3 分，代表您可能有吞嚥困難的風險。我們建議您向醫生諮詢這次評估的結果。　合計分數　　　分

參考資料：吞嚥能力篩查工具 (EAT-10) 已確認為有效和可靠的工具。
Belafsky PC, Mouadeb DA, Rees CJ, Pryor JC, Postma GN, Allen J, Leonard RJ. Validity and Reliability of the Eating Assessment Tool (EAT-10). Annals of Otology Rhinology & Laryngology 2008;117(12):919-924.
www.nestlenutrition-institute.org

年紀大了，吃什麼都沒滋味，加上慢性病飲食又諸多限制，要怎麼增加肌肉量？

A 可以分為兩個部分來討論這個問題：

一、吃東西沒味道：

許多長輩常常感嘆，年紀大了，吃什麼東西都沒滋味、不好吃……，其實隨著年紀增長，味覺、嗅覺都逐漸退化，這是正常的老化現象。建議在這個情況下，**平日烹調時，可以藉由添加天然食物，來增加菜餚的風味**，例如添加檸檬、蘋果、鳳梨、番茄，或者是芒果、奇異果、柳丁等水果入菜，利用有特殊風味的蔬果來豐富菜色的美味；甚至可以用香菜、九層塔、草菇、洋蔥、海帶等來增加食物的香味。中藥材運用於烹調也是不錯的選項，例如：人參、當歸、枸杞、紅棗等，為食物帶來更多的變化，也讓食物吃起來更有滋味，提高食慾。

二、慢性疾病的影響：

1. **高血壓**：在慢性疾病當中，這應該是最多人的問題了。有高血壓的民眾，要特別注意食物中鹽分的攝取，所以飲食口味盡量要清淡，自然不易引起食慾。其實，只要應用前述所說的，多利用天然食材來調味，縱使鹽巴用量減少，菜餚仍然有好風味。

2. **糖尿病**：糖尿病飲食其實是均衡健康的飲食型態，只是特別調整食物的攝取量，血糖即能穩定。因此，平時只要依照營養師的指導，攝取到應該攝取的分量，達到血糖穩定的目標，天天運動，一樣能增加肌肉量。

3. **心臟血管疾病**：有此疾病的民眾，飲食上仍是「均衡飲食」的型態，只要特別調整食物裡的調味料用量，像鹽巴要少（減鹽）；另外也要注意脂肪的攝取量，例如：飽和性脂肪酸（肥肉、動物性皮……），烹調用油不宜過多。而蛋白質跟澱粉類的攝取，建議仍需維持原來該有的攝取量，就不用擔心肌肉量減少的問題。

4. **慢性腎病變**：在所有的慢性疾病中，有此疾病的民眾，在飲食上的限制較多。慢性腎臟疾病需要調整食物蛋白質的攝取，當營養師建議把食物蛋白質攝取量下降後，相對地，會提高飲食中非蛋白質熱量食物的攝取，讓我們吃進來的蛋白質在有足夠熱量情況下，可以轉變合成體內的蛋白質，而不是被代謝產生熱量消耗掉。因此有慢性腎病變的民眾，只要能夠吃到比較多的非蛋白質熱量的食物，加上適量的蛋白質攝取、適度的體能活動，再把血壓、血糖、血脂、腎功能指數控制好，一樣可以增加或維持肌肉量。

在後面章節中，會針對糖尿病、心臟血管疾病及慢性腎病變，有更詳細的說明。

隨文附上臺灣老人營養評估表，可自我篩檢是否有營養不良之風險，當分數落在 7-10 分表示正常營養狀況，分數愈低則營養不良風險愈高，此時，需請求醫師、營養師幫忙及改變生活型態，以改善營養狀態。

臺灣老人營養評估表—民眾自我篩選表

請參考 A－F 題說明後，將分數填入右方空格中，最後將六題分數加總，以評估您的「營養不良風險指標分數」。

分數

A. 我的活動能力如何？ 若您自己能離開床或輪椅，但無法自行外出，請答 1 分。若您需他人協助離開床、椅子或輪椅，請答 0 分。	**2** 可以自行外出 **1** 可以下床或離開輪椅，但不能外出 **0** 需長期臥床或坐輪椅
B. 我的精神心理狀態如何？ 請您先確認自己是否經醫師診斷為失智或憂鬱，若無法確定請詢問照顧您的人。 若診斷為輕度或中度失智，請答 1 分。	**2** 沒有精神心理問題 **1** 輕度失智 **0** 嚴重失智、長期或嚴重憂鬱
C. 我是否能獨立生活？ （沒有住院或沒有住在護理之家） 若您住在家中，但需要依靠家人或看護照顧，無法自理基本生活，請答 0 分。	**1** 是，我可以獨立生活 **0** 需長期臥床或坐輪椅
D. 我每天是否服用三種（含）以上的處方藥物？ 處方藥：為醫院或診所醫師開立的個人專屬用藥，一種藥名算一種藥物，但中藥不列入計算。	**1** 否 **0** 是，服用三種（含）以上
E. 我的營養狀況好不好？	**2** 沒有營養問題 **1** 不知道 **0** 營養不良
F. 和同年紀的人相比，我的健康狀況如何？	**2** 比別人更好 **1** 和別人一樣 **0.5** 不知道 **0** 比別人差

請將 A-F 題所填答的分數加總後，填入總分的空格中，並依據您的總分勾選，即可得到「營養不良風險指標分數」與目前的營養狀態。

☐ 7～10 分：正常營養狀況
☐ 4.5～6.5 分：有營養不良的風險
☐ 1～4 分：營養不良

總分
_____

Q9 增肌為什麼要補充高蛋白粉？年紀大的長者也可以吃嗎？

? 增肌為什麼要補充高蛋白粉？

一般來說，需要補充高蛋白粉大致會有以下情況：

第一種是阻力運動的選手。這些運動選手在每日訓練之後，教練會要求他們即時補充高蛋白粉，讓他們的肌肉可以維持或增加；第二種就是年紀大的長輩吃不好，或三餐蛋白質食物攝取不足的民眾，通常這種情況就會建議用高蛋白粉增加蛋白質攝取量。

至於高蛋白粉要怎麼選擇？市面上高蛋白粉的成分可以分成乳清蛋白、酪蛋白與黃豆蛋白。**通常會建議選擇含白胺酸較高的蛋白粉為佳**；而白胺酸可來自乳清蛋白與黃豆蛋白，因此，**若經飲食評估後需要補充高蛋白粉時，可優先選擇乳清蛋白或是黃豆蛋白。**

? 年紀大的長輩也可以補充高蛋白粉嗎？

會建議先評估三餐中蛋白質食物攝取足不足夠再決定是否需補充。蛋白質食物可以來自於奶、豆、魚、蛋、肉類，一餐平均有 2~3 兩的肉類攝取即足夠；攝取量足夠，就可以不用補充高蛋白粉。但經評估後，若蛋白質食物攝取是不足的情況，就建議可用高蛋白粉來補充，此時可以把高蛋白粉添加在三餐的液狀食物裡，以提升整份餐點蛋白質的含量。

？ 什麼時機補充高蛋白粉最好呢？

• **長輩**

　　每日三餐中蛋白質的含量要足夠，再加上足夠的熱量，對肌肉蛋白或是身體內蛋白質的合成是最有利的；運動後補充（碳水化合物＋高蛋白粉）也是很好的時機。

• **一般大眾**

　　經評估三餐無法攝取到足夠的蛋白質，就可以用高蛋白粉添加於餐點中，或者從事運動後補充。

• **阻力運動的人**

　　在經過運動訓練後補充高蛋白粉，會是最好的時機。

？ 若是不再補充高蛋白粉之後，肌肉就會不見了嗎？

　　當停止額外補充高蛋白粉之後，肌肉會不會不見了？那就要看我們三餐中天然蛋白質食物來源攝取量是否足夠？當三餐蛋白質攝取量足夠的話，就可以不需再充補高蛋白粉，也不用擔心不補充後，肌肉就不見了，還是可以持續維持在一定的肌肉量。

　　另外，就要看看自己有沒有持續運動？**蛋白質若是吃足夠了，又有持續的保持運動，肌肉還是可以維持的**；最怕的是蛋白質、熱量吃夠了，可是運動量突然減少，在這種情況下，多出來的熱量就會慢慢轉變成體脂肪，並不是合成身體內的蛋白質。

Q10 預防肌少症，除了蛋白質外，還需要補充其他維生素嗎？

在肌少症與維生素的研究中，**被探討到較多的是維生素 D 跟抗氧化維生素**；抗氧化維生素包括：維生素 C、維生素 E 與 β- 胡蘿蔔素。

● 維生素 D

研究指出，身體若缺乏維生素 D 會讓我們肌肉纖維萎縮，因此若維生素 D 的濃度夠，肌肉自然有強度。另外，研究也提到，維生素 D 可以改善我們肌肉的功能，因此，營養狀態好，同時維生素 D 也足夠的話，肌肉質量也會比較好。但也有其他相關研究提出不同觀點：肌少症與維生素 D 的相關性似乎沒有那麼大。所以，到底維生素 D 會不會影響肌肉的狀態及功能？這部分可能需要更進一步的研究。

不過，在我們身體皮膚下的膽固醇，可以藉由陽光中的紫外線轉變成維生素 D 先質；再經過肝臟及腎臟的轉換，就會轉換成活性的維生素 D3，就可以讓我們身體維持好的維生素 D 營養狀態。因此鼓勵民眾及長輩，**可以在陽光較微弱的情況下外出運動，適時的讓身體合成足量的維生素 D3。**也因合成維生素 D3 的先質是膽固醇，因此，不要因擔心血液中膽固醇太高，而害怕進食瘦肉類及蛋黃，因噎廢食，此可能導致蛋白質攝取不夠，而有肌少症現象。況且維生素 D3 不足也會讓鈣質吸收受到影響，而導致骨質疏鬆。肌少症加上有骨質疏鬆，加重了跌倒住院的風險。維生素 D 食物來源有：魚肝油、高油脂魚肉（鮭魚）、海洋動物的肝臟、蛋黃、奶類、菇菌類等。

● 抗氧化維生素

隨著年齡漸長，身體裡會有很多的氧化壓力，當累積過多的氧化物質，這些氧化物質便會造成肌肉流失，這時，攝取足夠的抗氧化營養素即可避免肌肉被氧化。抗氧化營養素維生素 C，可能與肌肉的收縮與功能有相關，主要是因為維生素 C 是膠原蛋白與肉鹼合成過程中一個很重要的輔酵素，所以，與肌肉的收縮與功能習習相關。維生素 C 食物來源有：綠色蔬菜、枸櫞酸類水果（如柑橘類）、芭樂等。

● 維生素 E 與 β- 胡蘿蔔素

有不少的學者提到缺乏維生素 E 與 β- 胡蘿蔔素，會讓我們身體的功能下降。另外，也有研究報告指出：蔬菜及水果攝取較少的民眾，其身體功能會比攝取到較多蔬菜水果的人來得差。其最主要的原因是多攝取水果及蔬菜，可以獲得較多的維生素 E 與 β- 胡蘿蔔素及維生素 C，而這些抗氧化營養素能讓我們身體裡的氧化壓力與發炎反應得到改善。維生素 E 的食物來源有植物油、深綠色蔬菜、肉、豆類等，而 β- 胡蘿蔔素的食物來源有：深綠色、深黃紅色蔬菜（如紅蘿蔔）及水果。

雖然目前仍需要更多的研究來支持上述說法，不過從這些已發表的研究中可以看出，不論是維生素 D、維生素 C 跟維生素 E、β- 胡蘿蔔素，都是可以由食物中獲得，尤其是維生素 D，還可以藉由運動時曝曬陽光，讓身體自行合成。因此，我們要回歸到，**多吃天然食物，盡量少服用補充劑，每天多樣化食材、多種顏色食物，即可攝取到愈多種抗氧化營養素。**除非胃口食慾不佳，真的無法攝取足量且均衡的飲食，才考慮適度的補充維生素 E、D、C、β- 胡蘿蔔素等。

Q11 為了預防肌少症，需要特別補充營養食品嗎？

現代人額外補充營養食品、保健食品已經變成一種習慣，預防肌少症到底有沒有需要另外再補充營養食品，這需要先評估日常飲食中的營養攝取及均衡的狀況，再來決定。

從飲食均衡度來看，食物共分六大類，大家可以檢視自己每餐的飲食內容，看看是否有吃到澱粉類、蛋白質類、蔬菜類、水果類及油脂類的食物？這些食物每餐的分量是多少？假如都有均衡攝取到這些食物，再來評估營養

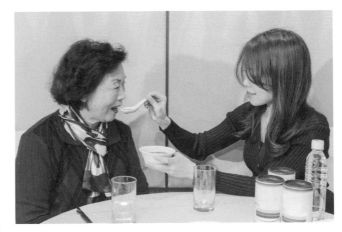

攝取量夠不夠。以一個體重 60 公斤的人來舉例，若年紀稍微大一些，熱量建議為 1500~1700 卡；蛋白質建議一公斤體重要維持在 1~1.2 公克以上的攝取量，60 公斤就需要攝取達 70 公克左右的蛋白質。從這些參考數字就可以評估自己三餐的營養攝取夠不夠。

熱量大約需攝取 1500~1700 大卡／ 70 公克蛋白質的飲食，三餐澱粉類的食物就可以這樣均衡分配：

　　八分滿到一碗的飯，搭配 2~3 種不同顏色的蔬菜、2~3 兩的肉類，包括雞肉、豬肉、魚肉、牛肉等都可以，重點是這些肉類要都是瘦肉，肥的部分就不建議食用。另外，可以用 1 顆蛋或 1 塊田字型的豆腐來取代 1 兩的瘦肉類，甚至吃了 1 塊白色、沒有經過油炸的豆包，可以取代 2 兩的瘦肉類。

　　同時，檢視早餐、午餐、晚餐三餐中，是不是每餐都有澱粉類、蛋白質類、蔬菜類、水果類及油脂類的食物，若是平日飲食都有這樣均衡攝取，其實就不需要額外再補充營養食品，就可以達到預防肌少症的效益了。（「三餐食物的熱量及蛋白質含量」一覽表，詳見 P.089）

　　但若真的攝取不足，是可以適度補充口服營養品。如何選購？該補充多少？可以由專業營養師來協助您，經平日飲食評估之後，再給予營養品建議，才是最符合個別化之建議了。

營養品的種類與特性

均衡配方

特性 ▶ 1. 含三大營養素及微量營養素，1500 大卡營養素含量可達 RDIs（國人膳食營養素參考攝取量；Dietary Reference Intakes）建議量

2. 熱量密度：1~2 大卡／毫升

3. 蛋白質含量約 13~17%

4. 可分為低渣及含膳食纖維配方

使用建議 ▶ 1. 沒有嚴重消化吸收不良之民眾可適度補充。

2. 食慾不佳、飲食攝取不足者。

3. 蛋白質熱量營養不良者、肌肉耗損者。

4. 術後、有外傷者。

5. 請諮詢營養師。

疾病配方

市面上較常被選用的有糖尿病配方、腎臟病配方、肺部疾病配方、腫瘤配方等，分別詳述如下：

★ 糖尿病配方

特性

1. 為延緩餐後血糖上升，配方脂肪含量占 30~50% 總熱量。

2. 皆含膳食纖維，約 3.3~5.3 克／份。

3. 脂肪與水溶性膳食纖維可能會延遲胃排空。

4. 某些廠牌強調含鉻。

使用建議

1. 醫學實證目前並無強烈建議使用糖尿病配方。

2. 對飲食攝取正常之糖尿病人，飲用糖尿病配方需預防過度進食。

3. 有糖尿病胃輕癱者不適合飲用。

4. 請諮詢營養師。

★ 腎臟病配方

特性

1. 可分洗腎前配方（低蛋白配方）及透析後配方（高蛋白配方）。

2. 熱量密度高，水份限制。

3. 電解質鈉、鉀、磷調整。

使用建議

1. 因配方滲透壓高，易造成腸胃不適，小心飲用。

2. 腎功能異常之民眾，建議優先選擇均衡配方，當血液電解質鉀、磷異常時，可部份以腎臟病配方取代之。

3. 請諮詢營養師。

★ 肺部疾病配方

特性

1. 為了降低體內二氧化碳生成量，配方脂肪含量占 40~55% 總熱量。

2. 屬低醣營養品配方，醣類含量占 28~45% 總熱量。

3. 標榜含 n-3 脂肪酸。

使用建議

1. 需預防過度進食，因為高熱量密度配方 1.5 大卡／毫升。

2. 因脂肪含量高可能會延遲胃排空。

3. 請諮詢營養師。

★ 腫瘤配方

特性

1. 屬高蛋白配方，蛋白質含量占 21~27% 總熱量。

2. 高熱量密度配方，每毫升配方含 1.3~1.6 大卡。

3. 標示含魚油、抗氧化營養素。

使用建議

1. 腫瘤治療過程中引起食慾不振時，可以以此增加營養攝取。

2. 因含魚油，一般建議最大劑量 2 罐／天。

3. 請諮詢營養師。

Q12 我的三餐該怎麼吃，才能兼顧均衡營養，又可預防肌少症呢？

 三餐該怎麼吃，才能兼顧均衡營養，又可預防肌少症？分享一個研究報表：每天給予年輕人及老年人各含 90 公克蛋白質的牛肉，結果發現：老年人每天吃 90 公克蛋白質，其肌肉合成量與年輕人的肌肉合成量沒有顯著性的差異。研究人員又把 90 公克蛋白質分成早餐 10 公克、午餐 20 公克、晚餐 60 公克來供應，分別測量三餐後肌肉合成量，結果在早餐、午餐，肌肉蛋白質的合成量明顯的較低，只有在晚餐這一餐，肌肉蛋白質合成量才有達到標準。另一組把 90 公克蛋白質平均分成 3 餐，每餐都吃 30 公克蛋白質，結果顯示：其肌肉合成量居然跟吃 60 公克蛋白質者無顯著性差異，而且三餐的合成量都有達標。因此，從以上研究得到一個結論：**蛋白質一定要平均的分配在三餐中**；蛋白質的食物來源為豆、魚、蛋、肉類及乳品類。

三餐除了需攝取足量的蛋白質之外，也一定要吃到足量的熱量。 熱量的來源可以來自碳水化合物（醣類）及脂肪，因此，在烹調過程中，一定要把肉、菜用適量的油來烹煮。另外，像米飯、麵食、雜糧類等含碳水化合物的食物也一定要適量攝取，唯有攝取足夠的熱量，才能預防吃進來的蛋白質被代謝轉換成熱量而消耗掉。當然，青菜與水果也不可忽視，因為青菜水果可以提供給我們足夠的維生素跟礦物質，它們能幫助三大營養素（蛋白質、脂肪、醣類）的代謝正常喔。

　　為什麼現在長輩肌少症的比例有攀升的現象？跟現在許多長輩的三餐習慣有很大關係。早餐通常就是一碗粥配點醬瓜，或是加一點豆腐乳、花生麵筋等等，這樣的早餐蛋白質是明顯不足；午餐，可能把前一天剩菜拿出來熱一熱食用，前一天剩菜中可能沒有肉，也是造成蛋白質攝取不足，或者很簡單的煮一碗麵吃，不會特別注意蛋白質是否足夠。只有在晚餐會烹調比較多的菜餚，才可能吃到比較多的蛋白質。這樣的三餐的蛋白質攝取量，很像上述的研究，把蛋白質分成 10、20、60 公克的進食模式，也只有在晚餐能吃到較多的蛋白質時，才會有較多的肌肉蛋白質合成，長久下來，蛋白質的攝取不平均，就會有肌少症的隱憂，若加上有牙口問題，那肌少問題會更加雪上加霜。

　　總結上述，不論是年輕人或老年人要預防肌少症，三餐一定要攝取足夠的蛋白質與熱量，飲食均衡是很重要的事！

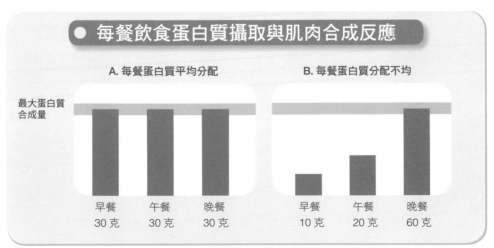

Current Opinion in Clinical Nutrition & Metabolic Care. 2009; 12(1):86-90.

Q13 慢性腎臟病如何預防肌少症？

 慢性腎臟疾病分為五期，隨著疾病進展，病人的食慾會越來越差；也因食慾下降，導致營養攝取不足而營養不良。主要因為代謝廢棄物堆積在身體裡而導致食慾差、味覺改變、噁心、嘔吐等等的腸胃道症狀，時間久了就會造成身體對營養素的利用及代謝改變；同時，因為體內賀爾蒙改變，導致體內蛋白質大量被消耗，因此，非常容易造成慢性腎臟病人有肌少症之問題，而變得更衰弱。

針對慢性腎臟疾病第三期後的病人，建議**蛋白質攝取量每公斤體重 0.6~0.8 公克**。當蛋白質的攝取量減少，也造成在熱量的攝取上往往不足。以成人為例，一般 65 歲以下男性，建議每公斤體重需攝取 33~35 大卡的熱量；65 歲以上的男性每一公斤大約是 28~30 大卡；女生 65 歲以下每公斤是 28~30 大卡；65 歲以上建議是 25~28 大卡。以 65 歲以上 50 公斤女性而言，每日飲食建議為 1250~1400 大卡／天，蛋白質為 30~40 克／天。

性別	年齡	熱量攝取量（每公斤）
男性	< 65 歲	33~35 大卡
	> 65 歲	28~30 大卡

女性	< 65 歲	28~30 大卡
	> 65 歲	25~28 大卡

因許多的慢性腎臟疾病病人其熱量攝取常常無法達到建議攝取量，所以其攝取的蛋白質就會被代謝轉變成熱量以提供日常生活所需，而無法達到保留或增加肌肉的目的。

建議：攝取足夠熱量；熱量的來源，可以來自含蛋白質較少的澱粉類食物，或是糖、脂肪。

• **含蛋白質較少的澱粉：**

煮熟後呈現「較透明性」的粉類，例如：市場上常見到的粉粿、肉圓皮、蚵仔煎的粉；烹調常用到的太白粉、地瓜粉、蓮藕粉、玉米粉；平常很容易吃得到的冬粉、米粉、米苔目……這些都是含蛋白質較低的澱粉類。建議慢性腎臟疾病第三期後民眾，每天甚至每餐都要補充，否則熱量的攝取絕對是不足夠的。

• **脂肪的選擇：**

盡量不要用低油烹調的方式，即使菜是用燙的，燙好以後也一定要拌入足量的植物油。油的使用量，每人每天約 2~3 湯匙的烹調油，熱量攝取才會足夠；油品的選擇不要用豬油、牛油、雞油等等的動物性油，最好選擇植物性油，尤以含單元不飽和脂肪酸較高的植物油為佳，如苦茶油、橄欖油。

　　慢性腎臟疾病第三期後病人雖然要把蛋白質控制在 0.6~0.8 公克 / 公斤體重，但有一點要特別注意：**蛋白質食物來源盡量選擇含飽和脂肪酸較低的瘦肉類、魚類、蛋、及黃豆製品等高生理價之蛋白質食物來源**；慢性腎臟疾病病人不太適合吃五花肉、梅花肉等，因為這些肉品的飽和性脂肪酸含量非常高。

　　當慢性腎臟疾病因控制不佳，進展到末期、開始接受洗腎透析治療時，蛋白質的需求量就要提高，幾乎要提高到慢性腎臟疾病時的 1.5~2 倍，在這種情況下熱量的補充一樣非常重要，足夠熱量才能保留較多的蛋白質，方能減少營養不良發生的機率。

　　另外，**運動對慢性腎臟疾病的病人來說也是重要的**，平時可多做一些阻抗性肌肉訓練，除了能夠讓肌肉被慢慢恢復回來，還可以改善慢性腎臟疾病病人肌少症甚至衰弱症的機率。

　　最後仍特別注意飲食中電解質鈉、鉀、磷與水分之間的平衡，因慢性腎臟疾病飲食甚至洗腎後飲食都是較複雜的，建議可以到醫院找營養師做諮詢討論。

Q14　糖尿病人如何預防肌少症？

隨著年齡增加，肌肉質量會慢慢減少，尤其是在 60 歲以上，大概每年會減少 1.5% ~3%肌肉質量。胰島素分泌不足或胰島素阻抗是造成糖尿病的主因。在身體中，胰島素作用的最主要場所為骨骼肌肉，讓胰島素可以把血液裡的葡萄糖帶到骨骼肌中，因此當骨骼肌肉越少，胰島素作用的場所就越少，血糖的穩定度就越不穩定。在中國有一個針對老人的研究發現：有糖尿病的老人，其肌少症的比例比沒有糖尿病的老人高了 37%。其他研究也顯示，糖尿病病人其大腿肌肉面積比沒有糖尿病的人來得小，而且小很多。由此可說明，糖尿病人很容易有肌少症問題，而肌肉量越少，胰島素的作用就愈差，相對會讓血糖就愈不穩定。

❓ 糖尿病人如何有效預防肌少症的發生？

一、一定要有穩定的血糖：

要有穩定的血糖，一定要借助飲食、運動及藥物方能讓血糖穩定。以日本老人為研究對象之報告指出：沒有肌少症的老人，其餐後血糖的波動度，會比有肌少症的老人穩定。從研究裡也可以觀察到：有正常肌肉量、手臂握力、行走速度的老人，其餐後與餐前血糖波動都會比肌肉量較少、握力較低，甚至行走速度較慢的老人來得穩定。因此，糖尿病人想要讓血糖穩定，一定要借助飲食、運動及藥物來好好控制血糖。

二、要有足夠的營養：

糖尿病的民眾最重要的是飲食要均衡。隨著年齡增加，身體的生理機能，包含味覺、嗅覺改變，會導致長輩沒有食慾；牙齒脫落，甚至牙周病，會導致食物咀嚼速度變慢、咬不動；唾液分泌量減少也會讓他們覺得食物太乾，吞嚥困難。因此，年長者對食物選擇往往會偏向較多澱粉類食物與肥肉，相較之下蔬菜、水果還有瘦肉類食物就攝取不足；加上有慢性病，很多東西都不能吃，甚至不敢吃，營養逐漸失衡。建議有糖尿病的長輩，一定要找營養師討論如何營養均衡的吃三餐。

對糖尿病人來說，蛋白質的需要量為每公斤體重可增加到 1.2~1.5 公克，例如，體重 60 公斤的民眾，一天最少要吃到 70~90 公克的蛋白質，而且蛋白質要平均分配到三餐中，等於一餐最少平均要有 20~30 公克的蛋白質攝取量，換算成每餐的飲食內容，大約是 2~3 兩的瘦肉。若是對豬肉、瘦肉類咀嚼不易，可以換成絞肉，甚至可以換成魚、蛋、豆腐、豆干、豆漿等等的食物來補充。

至於其他維生素，要重視維生素 D 及抗氧化營養素的攝取，若是在飲食裡無法吃到足量的維生素 D，或是陽光曝曬較不足，亦可適度補充口服維生素 D。

三、要適當運動：

維持良好運動的習慣，對糖尿病病人來說是必須的，尤其是阻抗性運動，對長者更是重要！阻抗性運動平常在家裡可以藉助彈力帶、啞鈴或是手拿重物的方式來進行；可以的話，也能到運動中心找教練指導如何安全運動。

研究結果指出：**長輩每天步行步數小於 3800 步者，得到肌少症的比例就會增高。**所以平常能不要躺就盡量坐、可以不要坐就盡量站，可以走動，就盡量動，且選擇有適度陽光的時候，外出運動，增加陽光曝曬，不僅可以增加維生素 D 合成，還能減少肌少症的發生，一舉多得喔！

● 有糖尿病與無糖尿病老人大腿肌肉面積比較

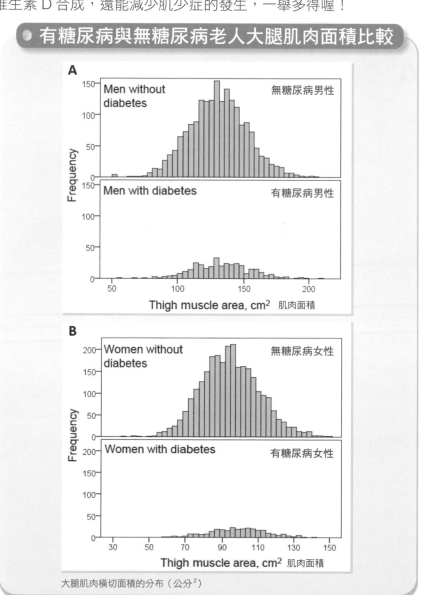

大腿肌肉橫切面積的分布（公分²）

資料來源：Diabetes Care 2014; 37: 3213-3214

Q15　有心臟血管疾病如何預防肌少症？

心臟血管疾病包括：高血壓、高血脂、冠狀動脈心臟疾病及心衰竭等。而「心衰竭」對很多人來說，是不能輕忽的慢性疾病。

心衰竭容易出現的症狀有呼吸短促、困難；反應在腸胃道的症狀則是容易有噁心、飽足感或是便秘等現象，而影響了病人進食食物的意願及進食量。

正常生理在咀嚼、吞嚥的過程中，為了預防嗆咳情形，通常是屬於閉氣的狀況，直到食物進到食道後，才會恢復正常的呼吸。但心衰竭的病人，在咀嚼過程會加重其呼吸困難的症狀，進而影響到對食物食用的意願。因此，建議可以**盡量採用軟質飲食、切碎飲食、泥狀或糊狀飲食，甚至流質飲食，因這些食物質地是易咀嚼及吞嚥、較不會造成呼吸喘之壓力，讓有此問題之民眾，可以順利攝取到足夠營養。**

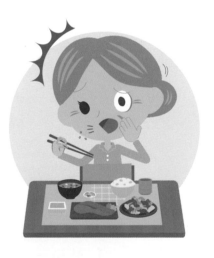

營養攝取的部分，還是建議均衡飲食。在蛋白質的部分，可以與一般人的蛋白質攝取量一致（但若心衰竭有合併慢性的腎臟衰竭，蛋白質攝取量就要適度調低），最重要的是一定要有足夠、適度的熱量攝取，因為唯有在足夠熱量攝取情況下，才能讓我們所吃進體內的蛋白質轉化合成為身體蛋白質，不會被代謝變成熱量消耗掉。

至於如何評估熱量攝取是否足夠？其實只要定期的測量體重，體重維持在合理的範圍內，無體重快速減輕，也無水腫，即可安心，代表營養攝取足夠。因此**定期測量體重對心衰竭患者來說，是非常重要的！**

除了營養外，運動對有心臟衰竭的民眾要預防肌少症也是重要的，所以病情穩定的心臟衰竭病人，建議運動前可先至教學醫院復健科門診安排運動心肺測試（cardiopulmonary exercise test，CPET）後，在專業人員指導及評估下進行的心肺運動訓練，直到病人熟悉監測運動強度的方法和了解如何預防運動引起之傷害後，再轉為居家運動訓練較適當。心臟衰竭病患應規律進行心肺有氧訓練及肌力訓練，有氧訓練可改善容易疲勞和氣喘等症狀，提升最大攝氧量及改善心臟舒張功能及生活品質；阻力訓練可提高心臟衰竭個案骨骼肌中基因的表現，促進骨骼肌再生，延緩肌少症的發生。而每次運動訓練前的暖身和訓練後的緩和時間則要延長。剛開始接受訓練時，訓練強度要輕、訓練時間要短，等病患適應後，再慢慢增加運動強度及延長運動時間。

「心衰竭」患者飲食重點

飲食方式	宜採低鹽飲食，避免攝取過多的鈉，造成身體水分滯留，反而加重心臟壓力與負擔。
食材選擇	選用新鮮食材、少用加工過的食品、醃漬食品或是罐頭食品。
烹調重點	鹽巴、味素、醬油、烏醋、番茄醬、沙茶醬等醬料，需做適度調整減量。
特別注意	除了鹽分的攝取要節制之外，水分的攝取，也須依照身體狀況或是醫生的建議來適度攝取水分。

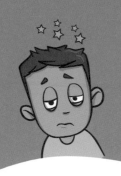

第四章

治療篇

體適能觀念及實用肌力訓練

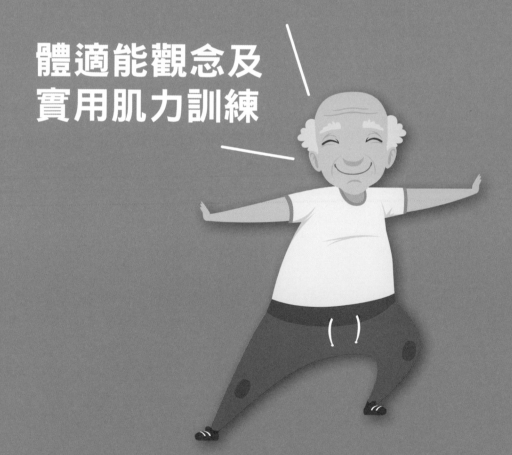

Q₁　膝蓋不好，能做什麼運動增強肌力？

家裡有長輩的朋友，一定常常會聽到長輩們抱怨，只要一變天，膝蓋就好像氣象臺一般敏感，覺得疼痛、僵硬、痠軟無力，甚至影響正常活動功能。這個時候，做晚輩的就要特別注意了，因為一旦時間久了，活動量減少，很容易造成長輩們的肌肉流失。

　　膝關節的疼痛是高齡者常見的慢性疾病之一，也就是所謂的「膝部退化性關節炎」。隨著臺灣社會高齡化，受膝蓋退化性關節炎所苦的民眾，比例有明顯攀升的趨勢，而這些膝蓋退化性關節炎的個案，主要還是因為疼痛而不敢活動，進一步造成行動不便。但是根據最新研究顯示：防治膝蓋退化性關節炎，最好的途徑就是運動。一般人認為運動過量會造成關節軟骨磨損，導致骨關節發炎而不敢運動，但是從研究裡看出，活力充沛的運動，不會使正常的關節演變成關節炎；同時，透過運動，還可以增加關節軟骨中的潤滑液，進而增強關節周圍的肌肉肌腱及韌帶的結構強度，幫助關節承受重量支撐身體。

　　另外，長輩因膝關節不適，而造成身體活動量減少，也容易使骨質加速流失，透過規律的運動也可以增加骨質密度，降低骨質疏鬆的發生。只是要特別注意：有退化性關節炎的人，在運動之前，最好先尋求專業醫師的評估，了解退化性關節炎的程度及目前關節炎是否處在急性期？有無合併急性發炎或是關節積水的可能性，而這些都可以透過一些檢查儀器，像是肌肉骨骼超音波或是 X 光檢查來了解，若是貿然從事運動，有可能會造成疼痛加劇或是發炎加重的可能。當排除急性發炎及關節積水的問題後，接下來就可以進行

肌力訓練。大腿股四頭肌的肌力不足，是造成膝關節炎、疼痛及行走功能障礙的主要因素，一旦形成退化性關節炎後，會讓股四頭肌的肌力減少，甚至持續惡化，形成惡性循環，因此，**在肌力加強方面，首重加強「股四頭肌」的訓練。**

● **股四頭肌的訓練方法**

> **訓練目標** ｜ 希望以循序漸進的方式，能夠達到一天訓練 100 下。

　　股四頭肌的肌力訓練方式有很多種，一開始，我們較建議的是做「等長的肌力訓練」，從最簡單的開始。

▶**「等長肌力」的徒手肌力訓練**

**step 1** 選擇一張有靠背並且穩定性高的椅子。

**step 2** 臀部坐在椅子上，背部靠著椅背。

**step 3**
坐定後，將膝關節抬高至水平、打直，腳背、腳踝往上勾，幫助大腿前側的股四頭肌出力。

（在做這個動作的時候，會感覺到股四頭肌的部位肌肉收縮緊繃，甚至會覺得痠，這樣就達到訓練效果了。）

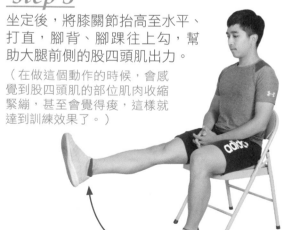

**step 4**
膝蓋打直維持 5~10 秒後，再放下來，如此反覆循環做 10~15 次。**全程速度不宜過快，並要保持適當呼吸，勿憋氣，以免血壓升高。**

一旦以上的訓練達標後，便可以開始負重加強訓練。

建議可以在腳踝處綁沙包，沙包的重量視每個人可以承受的重量而訂。一開始可以先從半公斤，逐漸增加到一公斤。動作方式如上述，建議一天可以做三次，一個禮拜建議做 3~5 次為原則。透過這樣負重的方式，不僅可以達到增加肌肉組織的目的，更能有效提升肌肉的力量。

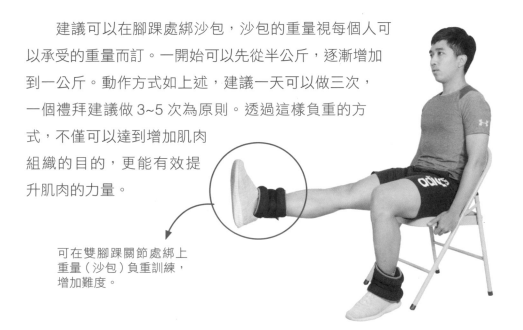

可在雙腳踝關節處綁上
重量（沙包）負重訓練，
增加難度。

大腿股四頭肌對於我們膝關節的保護是非常重要的！ 針對有些個案自己在家裡執行時常常不得要領，也不知道運動方式是否正確，於是科技的進步應運而生，已經有業者發展出穿戴式的肌力訓練設備，只要搭配手機 APP 的功能，透過視覺及聲音的回饋，就能讓肌力訓練變得更有效率、正確及有趣；也可以幫助個案做自我運動記錄，達到提醒每日運動的效果。

針對膝關節不好的人，除了須鍛鍊大腿前側股四頭肌之外，大腿後側的腿後肌，及臀部髖關節附近的髖外展肌、髖內收肌以及軀幹的核心肌群，加強這些肌群、肌肉力量的訓練也是會有幫助的。

● 腿後肌、髖關節肌群的訓練方法

step 1 側躺時，脊椎保持中立位置，一手枕在頭下，另一手叉腰以確認骨盆也保持在中立位置，吸氣準備動作。

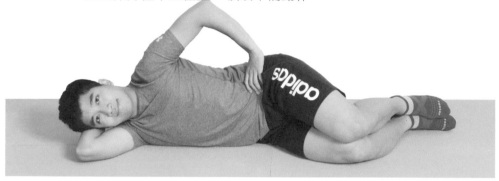

step 2 吐氣時，臀部出力，將膝蓋打開 45 度，並保持骨盆中立位置。

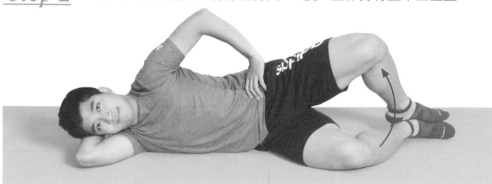

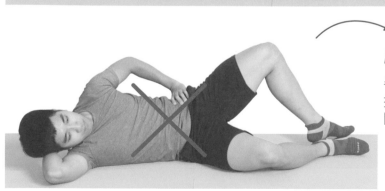

NG 動作

脊椎及骨盆未保持中立，向後打開了。

● 進階訓練

step 1

進階訓練,將上腳伸直,下腳保持彎曲,骨盆一樣維持在中立位置,吸氣準備動作。

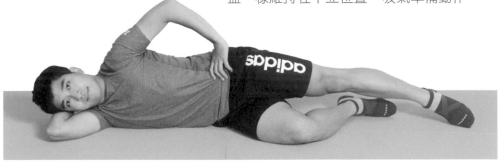

step 2

吐氣時,將上腳向後上方抬起,延伸腳背,加強臀肌出力。

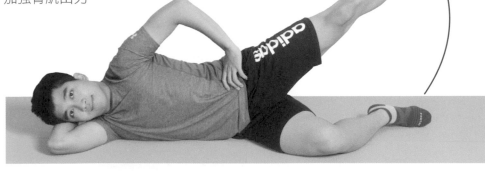

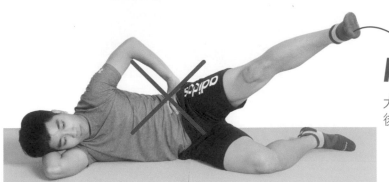

NG 動作

大腿向前,未向身後延伸。

　　以上這些肌群訓練方式也可以搭配運動器材來執行。若是中壯年族群，可以選擇機械性重訓器材，利用鉛塊或重量的增加來提升訓練強度；而銀髮族長輩，則建議使用彈力帶或油壓性的運動器材來逐漸提升運動的強度。另外，在搭配器材訓練時，也可以加快運動頻率及速度，達到快速地收縮訓練肌肉纖維，保護快縮肌的功能。因為當肌肉流失產生肌少症時，快縮肌是首先遭受影響的，所以透過運動器材及運動時速度的搭配，可以達到維持快縮肌的數量及功能，並且改善神經肌肉控制的能力。

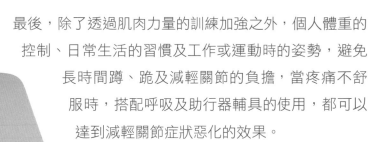

　　最後，除了透過肌肉力量的訓練加強之外，個人體重的控制、日常生活的習慣及工作或運動時的姿勢，避免長時間蹲、跪及減輕關節的負擔，當疼痛不舒服時，搭配呼吸及助行器輔具的使用，都可以達到減輕關節症狀惡化的效果。

Q_2 做肌力訓練一定要去運動中心或健身房嗎？

基本上，運動可分三大類：伸展運動、肌力訓練、有氧運動；平時大家比較常聽到的是伸展運動及有氧運動。

● 伸展運動

非常容易執行，在平常即可隨時針對不同的部位來放鬆，例如，上班族若常使用 3C 產品，就可以隨時伸展肩頸及手部肌肉；回家後，也可以做全身性的伸展放鬆，例如，瑜珈就是不錯的方式；同時，在運動前作適當的伸展可以減少傷害。

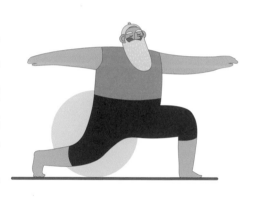

● 有氧運動

像是快走、跑步、騎車、游泳、爬山等等，這些都歸類在有氧運動項目裡，透過有氧運動可以增加心肺功能及有效燃燒脂肪，場地也不一定非得限制在健身房裡，只要有適當的地方、場所，也都隨時可以做。

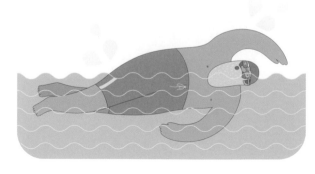

● 肌力訓練

一提到肌力訓練，大家腦海裡一定立刻浮出一個像是「阿諾史瓦辛格」一樣形象的人，手臂粗壯、胸肌肥厚……但是，我們真的要訓練到這樣的程度嗎？其實不然，**「維持全身有非常足夠且平均的肌肉量」才是我們訓練最重要的目標**，所以，只須將鍛鍊分為上肢、下肢以及核心這三個部分來分別做肌力訓練即可。

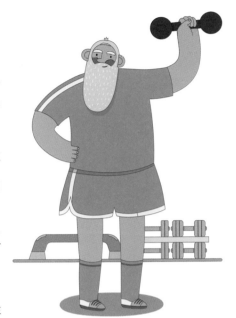

一般來說，年輕人要從事肌力訓練非常簡單，除了可以上網 google 肌力訓練的方法之外，亦可參考在後面第五章節裡教授的方法（照片及影片）進行肌肉訓練即可。一週至少維持 2~3 次；在訓練的過程中，或者結束後，都不能有任何的不舒適感為大原則；曾經受傷過的人，例如，有過坐骨神經痛或是肌腱拉傷的人，建議要和醫師諮詢後再來設定目標，千萬不要貿然就按照影片跟著做，這樣是非常容易受傷的。一旦受傷後，就必須停止訓練，等待組織修復，之後就要花更多時間來彌補這段休息期失去的肌力。

另外，有特殊情況的人，例如，患有內科疾病，像是心血管疾病、高血壓、糖尿病或是心臟病的人，若要從事肌力訓練，更要在一開始前就與醫師

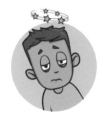

討論，甚至做一些檢查，確定身體狀況沒有任何問題後，再來進行，而且要循序漸進，否則很容易造成不必要的傷害；在運動進行中要注意呼吸，**不可憋氣**，以免血壓上升（我們稱之為 Valsalva maneuver），若有頭暈不舒服要立刻停止。

綜合上述，**若你是自律性很好的人，在家即能規律運動，其實就可以不必特別選擇到健身房去運動，只要能夠持續地在家裡一週做 2~3 次，就可以了**；但若你是屬於懶、容易怠惰、需要別人鞭策，沒有人督促你就不會動起來的人，可能就可以考慮到健身房或運動中心，請教練或是跟著大家一起做肌力訓練。只是千萬要記得，一定要量力而為，不要看別人做得到就一味地追求相同的目標，畢竟每個人的體能狀況是有差異的，若因為過度挑戰而造成不必要的受傷，反倒要花更多的時間來治療，就得不償失了。

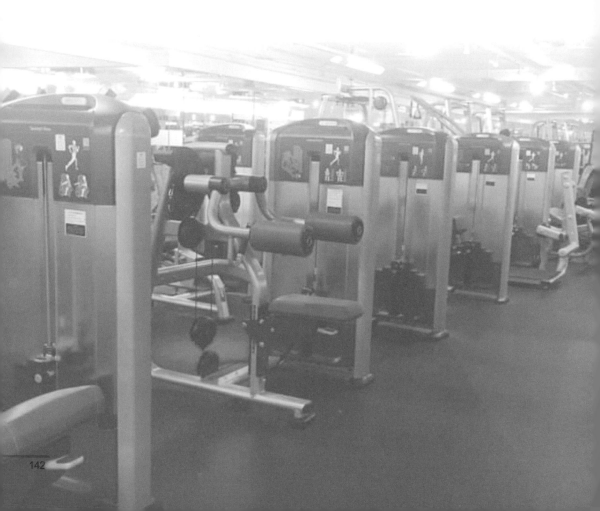

Q₃ 預防肌少症，要做什麼運動才有幫助呢？

針對於肌少症的防治，首推強調肌力強化運動，又稱為阻力訓練或稱為重量訓練。指的是讓肌肉在負載相同重量時，完成較多的、反覆的次數，或者是能夠承受較多重量的能力。

而在從事運動前，還是要考慮個別化因素，像每個人的健康狀況及體能狀況不一樣，也要參考平常的身體活動量來設定目標。運動前的健康狀況評估及合併慢性病的狀況，最好由專業人士協助，先做篩檢，以降低運動時的風險。

依據美國運動醫學會 ACSM 及國內國民健康署的專業建議，**成年人及老年人每週累積 150 分鐘到 300 分鐘以上的中等費力身體活動，對健康促進是較好的**；運動的項目可以多樣化，包含有氧運動、肌力運動、平衡訓練及柔軟度、心肺耐力的訓練。針對長輩的肌力強化運動，活動頻率建議每週進行 2~3 天為原則，可以視體能狀況逐漸增加，但是同一個肌群的訓練，兩次之間建議休息一天，避免產生訓練後的肌肉痠痛。

？ **要做什麼運動，才能有效預防肌少症呢？**

運動強度可依據每位長者平時的身體活動量來做建議：

▶ **平時活動量不足且體能較差的長輩**

　　初期先以居家式的運動為主，可以在椅子上做一些簡易的上肢及下肢肌力訓練，例如，直膝抬腿或是使用寶特瓶、輕的啞鈴、彈力帶，做一些上肢肌力訓練，或以功能性的坐、站訓練為主（如下圖所示）。

● **上肢肌力訓練**

step 1 雙腳踩穩地面，不聳肩，抬頭挺胸，雙手垂直於身體兩側，手肘靠近身體，雙手輕握啞鈴。

step 2 雙手向側邊平舉，動作放慢感覺肩部在用力。

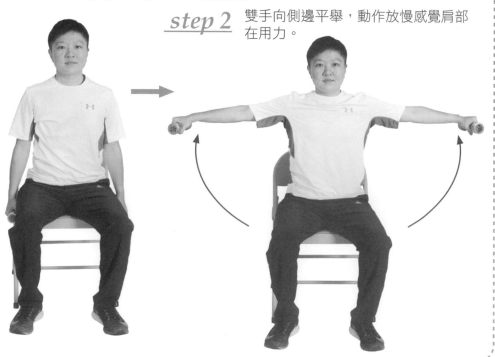

● 下肢深蹲訓練

step 1

可雙手不扶椅子，舉於胸前協助平衡，雙腳與肩同寬，準備動作。

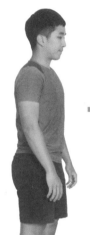

step 2

吸氣時，髖關節先往後動作，接下來髖關節與膝關節同時向下蹲，軀幹保持中立且大腿與地面平行。

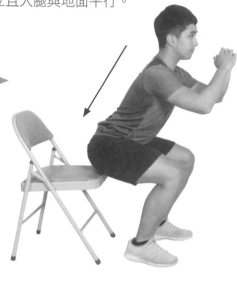

NG 動作

軀幹過於前傾

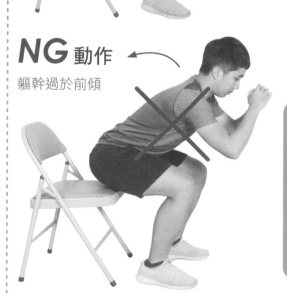

特別提醒

因為我們人體大部分的肌肉分布在下半身，所以建議沒有運動習慣且體力較差的長輩，可以先進行下肢、膝、髖及踝，甚至腳趾頭對地面抓地力的訓練，等到體能狀況較好，甚至走路及站姿平衡較佳時，再開始逐漸增加活動型態、強度及運動頻率。

▶ **身體活動量不足，但是體能狀況尚可的長輩**

可以先以訓練下半身的肌力為主；訓練強度以不產生疼痛的輕至中等費力活動為原則，例如，太極拳或是簡易的半蹲、健走及爬較緩的坡道。

▶ **身體活動量足夠，且體能狀況尚佳的成人或長輩**

可以比照一般人從事肌力強化的運動，例如，搭配器械及沙包來增強阻力強度；而訓練的同時，全身上下主要的肌群，包含膝關節、髖關節及小腿周圍甚至脊椎核心的肌群都要訓練到。

建議每次可進行 1~3 個回合，每回合反覆 8~12 次為原則。至於每一次運動的時間長度，建議可以先從 15~20 分鐘開始，如果體力能夠負荷的話，則再增加運動時間。

❓ 預防肌少症、強化肌力，還必須要符合以下幾個原則：

一、超負荷

所謂超負荷，就是指負荷比平時所能承受的更高重量來做為訓練。假設是想要提升膝、下肢肌群的肌力，以膝關節伸直的肌力訓練來舉例，平常可以很輕易的執行膝關節伸直的動作十次，那麼在做肌力強化時就必須增加次數，例如，以 15~20 次為原則來增加訓練強度。若是為了增加上肢肌力，以寶特瓶裝水負重，如果裝半瓶寶特瓶可以輕易做十下的話，可以增加次數或增加寶特瓶內裝水的量提高阻力，來達到增強訓練的強度（如右圖所示）。

● 上肢肌力訓練

step 1

雙腳踩穩地面，抬頭挺胸，雙手垂直於身體兩側，手肘靠近身體，掌心朝前握水壺。

step 2

想像手提了重物，雙手往上舉，手肘還是要盡量靠近身體。

> 特別注意：手腕與手臂需保持平行，感覺手臂在用力。可以先做單手，再做雙手。另外，過程中保持呼吸不憋氣唷！

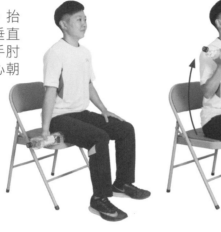

二、特殊性

特殊性指的是，如果希望增強下肢肌力的提升，卻僅僅只是從事上半身活動，對下肢的肌力提升當然是沒有幫助的；同樣的，若是希望增加上肢肌力，也不能只做下肢肌力訓練。然而，針對肌少症的預防，最好是做全身的肌力訓練。

三、漸進性

為了要使整個運動過程中，可以安全且有效提升肌肉適能，透過漸進性，也就是每次的訓練強度由低到高，次數由少逐漸增多，且每次的訓練中間都能夠有足夠的休息時間，這樣才能夠達到安全又有效率的運動及增強肌力的效果。當然，在大家不想成為弱「肌」一族，想要遠離肌少症或擔心肌少症找上你時，當你有這方面的疑慮，建議還是先透過專業的醫療人員協助確認是否有符合肌少症的診斷標準。如果還沒有到肌少症的狀態，或是只在前期的話，透過規律且積極的運動訓練，搭配均衡的營養及必要的蛋白質補充，即可協助保有良好的肌肉狀況，遠離肌少症的威脅。

Q₄ 醫師說我已經是肌少症，做運動有效嗎？要做多久？

研究及實證醫學告訴我們，改善肌少症最有效的方法就是透過運動及營養的介入；而在臨床上，我們發現許多罹患肌少症的個案，過去可能都沒有運動的習慣，或是本來就不喜歡從事運動，這時要建議他透過運動改善肌少症，則需有運動專長的團隊給予評估及整體性規劃；另外，家人陪伴與支持也是非常重要的。

？ 已經是肌少症的人，做運動有效嗎？

這裡所提到的運動，強調的是以阻力運動為主，其中當然包含重量訓練，透過阻力運動才可以促進肌肉合成及提升肌肉整體功能。

尤其，當肌少症達到一定的嚴重程度時，就表示不是只有單純肌肉量不足及肌肉力量不夠，而是身體整體功能表現衰退。所以針對這樣的問題，也建議要從事多面向的運動介入。除了剛剛提到的阻力運動訓練、重量訓練之外，最好中間要包含有氧運動、平衡訓練、柔軟度訓練及心肺、肌耐力等等的訓練。

許多人來就醫時，往往已經影響到行動功能，最主要的因素大部分都是下肢肌群，這時候做運動介入時，要特別訓練下肢肌肉，尤其是大的肌群（例如：髖、膝關節附近的肌肉）。

? **運動多久，方能看到肌少的改變與效果？**

◎ 狀況較輕的肌少症

根據過去的研究顯示：規律且運動強度足夠的阻力訓練，大約需執行 12 週，也就是三個月，才可以看到針對有肌少症的年長族群，提升其肌力、身體組成、心肺適能，甚至功能性體適能及生活品質的改善。而國內師範大學運動科學研究團隊也曾經做過研究顯示：透過 12 週搭配器械進行的阻力訓練，針對有肌少症的女性，可以增加下肢肌肉厚度及瞬間爆發力的反應，改善整體神經肌肉控制的能力。另外令人振奮的是，在 2019 年，北歐的高齡及復健醫療團隊，針對 70 歲的肌少症前期個案，**透過阻力訓練，搭配均衡口飲營養品，持續進行 10 週，就看到肌肉質量、力量及整體功能改善。**

近幾年來，穿戴裝置相關技術的發展，也有一些穿戴裝置及智慧概念結合 AI 運動模式，來協助長者改善肌少症所帶來的相關健康、行動的問題，相信在不久的將來，新科技及多面向介入，結合運動，可以讓運動的成效更有效率及助益，來協助有肌少症問題的長輩改善問題。

◎ 比較嚴重的肌少症

肌少狀況較嚴重，甚至不良於行的長輩們，在剛開始運動時，建議可以先在床上或在椅子上做一些大關節附近肌群的訓練，例如：膝、髖，或是軀幹的肌力加強。最好由專業人士帶領，家屬在旁學習，並協助個案反覆練習，且**必須規律、持之以恆的進行**，才能夠達到改善肌肉質量及功能的效果，才有機會逆轉肌少症及戰勝肌少症的威脅。

最後要提醒，肌少症的改善不單只是靠運動，同時間營養介入也是十分重要！在每日三餐裡，補充適量的蛋白質、胺基酸及足夠熱量，可以提供肌肉修復及肌肉合成的原料。另外與肌肉相關的營養素，包含鈣質可以增進肌肉收縮、改善骨質健康；維他命 D 可以調節鈣、磷吸收及骨骼鈣化、維持肌肉功能……都是十分重要的。而有些長輩因為肌少症的關係，合併有咀嚼、吞嚥的問題，這時上面所提到的營養補充，也可以透過使用增稠劑或是食物軟化劑來增加進食的意願及安全性，避免嗆咳的發生。因為**有肌少的長輩們，實在禁不起因身體的感染發炎而住院，每次的住院都有可能導致肌肉流失更明顯，**出院後可能一切要重頭再來，甚至會事倍功半。

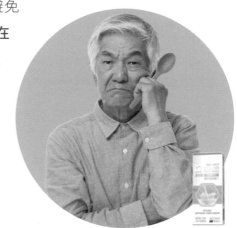

咬不動、沒胃口
適用於進食有困難者

Q₅ 肌肉的鍛鍊一定要做運動嗎？如果不喜歡運動，在平時有沒有什麼方法可以預防肌少症？

我們知道肌肉訓練能夠達到效果，有個很重要的原則：**強度要夠，而且要持之以恆**，效果才能看得見。研究報導顯示：散步、緩慢走路對肌力提升幫助不大，阻力運動加上有氧運動才是最好的方法。

❓ 鍛鍊肌肉一定要靠運動嗎？

由於現代人都比較少動，每天的工作大都以文書為主，加上有非常多自動化家電產品及智慧家庭配備，讓我們連走動的機會都變少，只要坐在沙發上、躺在床上，就可遙控全家各種電器用品，一切事情一指搞定。自動化產品可以協助料理家中的大部分事情，因此做家事的機會也相對變少，在這少動的狀況下，肌肉在日常生活中就不會被鍛鍊出來。事實上經過比較，**有固定做家事習慣的人，其某些肌肉群是會被鍛鍊到的**，例如：固定拖地，可能手臂肌肉會較有力氣；有打掃、洗刷，甚至倒垃圾、做園藝工作等等，身體某些部位的肌肉群也是會被鍛鍊出來的。

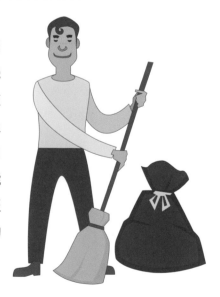

可惜的是，很多人平時不做家事，當逢特定時間大掃除，或是週末一做家事就會受傷，都是因為平時肌肉沒有被鍛鍊，一旦過度使用，肌肉就會受不了而受傷。所以，肌肉的鍛鍊，是可以靠平常持續性地做家務事來累積增加的。

❓ 除了做家事，還有什麼方法可以鍛鍊肌肉？

除了運動之外，在日常生活裡還有許多簡易的方法幫助我們鍛鍊肌肉。

▶ 在辦公室

長坐著工作的人，建議每三十分鐘就可以起來活動一下，做一些踢腿、抬腿動作，訓練下肢肌力；也可以配合啞鈴、彈力帶在辦公室裡做一些上臂伸展及肌力訓練的動作。

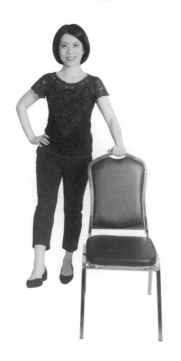 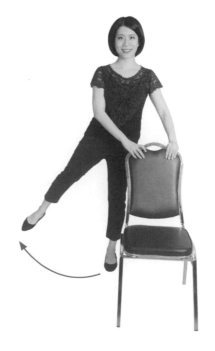

▶ **搭捷運、公車**

　　有座位坐著時，在不影響他人的情況下可以做做抬腿的動作，訓練股四頭肌；或是在任何地方當你坐著講電話、聊天時，也都可以做抬腿訓練肌力。

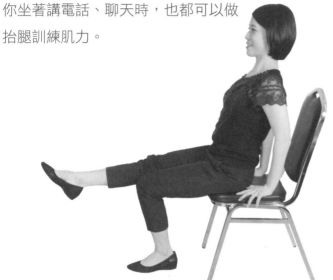
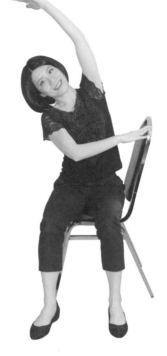

▶ **搭電梯、等公車**

　　可以用單腳站立的方式來練習下肢平衡。先用一腳試著單腳站立，維持幾秒鐘，再換腳做，左右腳輪流做，就可以訓練平衡。

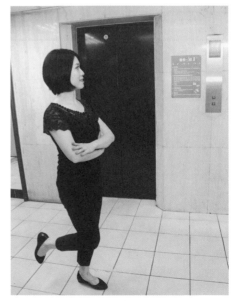

▶ 看電視

大部分的人都是窩在沙發上看電視，其實可以利用在看電視的時間，在地上鋪一張瑜珈墊，做一些簡單的上下肢伸展及肌力運動、核心訓練等等，就不用特別至健身房做運動了。

▶ 走路

靠著多走路，也可以增加下肢肌力。可以提早 1、2 站下車，快走到辦公室，但記得要穿著舒適的鞋子，千萬不要穿高跟鞋或硬底皮鞋，以免足部受傷。在走路時，隨時提醒自己核心肌群要用力，抬頭挺胸跨大步伐前進，正確地利用核心及下肢的力量，也是可以達到鍛鍊的效果。

▶ 上下樓梯

如果膝蓋關節狀況還不錯的話，平時也可以利用走樓梯（上下樓梯）來鍛鍊下肢。肌肉的訓練隨時隨地都可以做，只須依自身的狀況來做調整，而且要持續做，效果才會好。

▶ 利用 3C 產品

針對長輩、不愛運動的人，還可以透過 3C 產品的使用、智慧裝置的提醒，也能增加其運動的動機。例如，透過記錄或電玩競賽方式，有結果及分數可以比對，也能刺激運動的執行動力。

其實，不論用什麼方法動起來，只要能找到自己喜歡的方式，並持續進行一段時間後，發現了原來運動能得到好處，可以減少疼痛不適及增加體力，勢必能夠扭轉原本不愛運動的想法。

Q₆ 如何知道自己的肌肉量或肌力增加了？

A 一般來說，正在進行增肌減脂的年輕人，或是面臨肌少症威脅的人，比較會在意自己的肌肉量或肌力到底有沒有增加。

以往大家對於肌肉質量是否增加或改善，可能是利用體重數字的變化來判斷，於是也造成了一般人的錯誤觀念：認為只要吃得營養、有運動而體重增加，相對地肌肉就會增加。其實，這觀念不全然正確。體重反映的是我們全身質量的變化，而我們全身的構造除了脂肪，還包括有肌肉和其他軟組織所構成的重量，**因此若只單單看體重變化，是無法確定到底增加的是脂肪還是肌肉。**

❓ 想要明確了解自身肌肉量是否有變化，該怎麼做呢？

▶ 量測全身肌肉與脂肪的改變

可以藉由「體脂計」儀器來記錄；準確的說，應該是「身體組成分析儀」來檢測。目前市面上的身體組成分析儀，有分從簡易居家式到專業用的，種類相當多。居家使用的功能較單純，只要雙腳站在儀器上，兩個腳板接觸量測即可得到數字；而專業型的儀器，則是手、腳分別測量，四肢都會接觸到儀器做整體量測，所得到的數值不

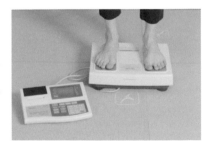

僅能區分身體不同部位，且更精確。不過，這種專業型的身體組成分析儀大都在運動中心或醫療院所才有提供。

為能正確地量測數值，在使用身體組成分析儀時，有些事項要特別注意：建議一定要做記錄；記錄的頻率建議一週測量一次即可，因為肌肉的變化不會這麼地快，同時，每次測量時最好使用同一臺機器，避免因機型不同而產生誤差。

● 測量前的注意事項：

- 4 個小時前避免喝飲料。
- 12 個小時前不要運動。
- 測量前先上廁所。
- 測量前（至少 5 分鐘之前）保持穩定狀態。
- 測量時建議將厚重的衣物、身上配戴的相關電子產品移除。
- 測量時，所有接觸到儀器的表面（手掌或腳掌），皮膚要保持乾淨及完整。
- 測量時的環境溫度盡可能保持在 26~28 度，測量的數值會較標準。

▶ 觀察上肢肌力的改變

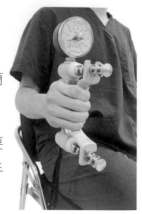

可以使用「握力計」做握力測量。根據文獻顯示，握力可以反映出全身的肌肉力量，且檢測方式較為簡便。

握力計分為「指針式」及「電子式」兩種，其主要測量的是上肢前臂肌肉靜態收縮的最大肌力，也就是手腕等長最大肌力。

　　測量的方式：首先要調整握力計的握柄寬度，使我們中指指節與握柄成 90 度為最理想寬度。測試時，受測者直立，手握握力計且自然下垂，手部可貼於大腿上，測量時身體維持不晃動、目視前方，然後用最大的力量握一次即可。

▶ **測量下肢肌力的改變**

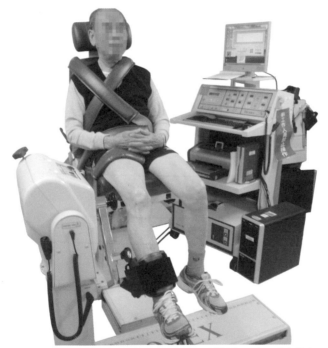

（等速肌力測試儀）

　　可以測出膝關節伸直或彎曲的力量。測量方式，可以用手持式的測量儀，或是專業型的等速肌力測試儀來測量等長或是等速肌力；而下肢肌力增加，也可以透過一些功能性表現來反應，例如，提重物變得比較輕鬆、上下樓梯變得較輕盈、上下階梯階數較多、走平路時走路速度變快，或是發現關節附

近痠痛或腰痠背痛的程度減輕，甚至身體姿態變得挺拔……這些都可能是肌力增加的效果。

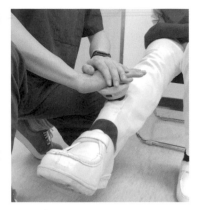

▶ 透過自我觀察

* 利用「照鏡子」的方式來觀察自己身體的變化，亦可了解肌肉量是否增加。當身體肌肉量增加時，從鏡子裡可以觀察到身體外型的肌肉線條變得明顯，比較結實，也比較不會下垂；
同時，也因為肌肉的增加、脂肪量減少，所以腰圍會變小，褲子穿起來也會較以往來得寬鬆，小腹明顯較平坦，上臂的蝴蝶袖（肱三頭肌）肌肉也較緊實、不下垂，馬鞍肉（髖骨兩側贅肉）也會改善。

* 自己感覺精神變好、不容易生病，外表看起來更年輕。

* 肌肉量增加，肌力也會增加，因此長輩會覺得走路比較穩、比較不會抖，也比較不會累、不容易痠軟無力；同時，走路的距離會增加，時間也會拉長。有在做重量訓練的，也會發現，訓練量比以前可以做得更多、更重，例如，以前做重訓 8~12 下的範圍內，原來只能做 60 公斤，現在變得可以做 65 公斤，這若單靠力量的提升是很難做到的，唯有更多的肌肉量增加，才可能達到這樣的進步。

Q_7 肌肉量等於肌力嗎？

大多數的人可能都認為，肌肉量足夠，相對肌力一定是好的，但其實正確的觀念是：**想要有好的肌力表現，一定要有足夠的肌肉量；有足夠的肌肉量不一定能有好的肌力表現。**

❓ 何謂肌力？

「肌力」指的是整個肌群綜合的表現，而不是單指某一塊肌肉的力量，像是日常生活中的上街購物、做家務、抬重物，甚至上下樓梯、登山、從事運動等等，使用到的都不單只是一塊肌肉，全都是多重肌肉的表現，都是透過多塊肌肉共同收縮所產生的力量。而每塊肌肉力量的表現，和肌纖維多少、粗細也有相關，這些都可以透過訓練來改變。

❓ 影響肌力表現的因素

肌肉力量的表現跟神經肌肉的控制、發力速度、各肌群協調性都有關係，這些能力也都是需要透過特殊訓練才可以有效提升的。

神經肌肉就好比一個軍隊，兩組同樣人數的軍隊：一組的士兵平日定期都有在做固定操練及演習各種不同情境狀況；而另一組士兵只有平日基本的練習。當指揮官接受到一個命令，也就是當我們大腦發號命令時，平日訓練有素的士兵，可以在最短的時間內進入戰鬥位置；而另一組平日缺乏精實訓練的士兵，等到真的要打仗的時候，肯定比平時訓練精實的士兵表現得還差。

雖然兩個軍隊的人數都一樣，但是有無訓練，一上了戰場即能分出高下。也就是說，我們人體除了要有足夠的肌肉量之外，平時的肌肉、肌力訓練，不能只強調在單一肌群或關節的練習，必須透過功能性的訓練及多關節的運動模式，來鍛鍊不同肌群間的連結性及協調性，如此一來，當遇到特殊的動作及緊急狀況時，才可以在我們大腦一下達命令後，各肌群彼此協調來達到足夠且有效率的表現，藉以完成任務或是避免跌倒等傷害的發生。

❓ 肌力與肌少症的關係

2018 年歐洲肌少症共識對肌少症的定義中，也將肌肉量下降，改成以「肌力減退」為決定的因素，也就是在肌少症的三個定義裡，如果肌力減退就可能是肌少症；當肌力減退合併肌肉量不足，就確診為肌少症；若肌肉力量減退、肌肉量不足及體能下降，三者同時符合時，就屬於嚴重肌少症。另外，在肌少症篩檢的問卷（SARCF）裡，第一個問題就是評估肌肉力量的狀況；甚至在整個肌少症篩檢的流程（FACS）裡，也是先利用SARCF問卷篩檢，若發現有肌肉力量異常或下降，就有可能是肌少症，這時候就要積極評估成因，並且開始做介入治療。以上也反映出肌肉力量在肌少症的篩檢、診斷及治療的重要性已經高於肌肉質量的表現，原因就是在於肌力和我們的身體功能表現有密不可分的關係。

Q8 除了運動、按摩的方式之外,用「電療」的方式,也可以增加肌力嗎?

A 正確的運動方式及強度,確實能夠有效增加肌力;而按摩,通常只會讓肌肉放鬆,增加血液循環,幫助局部的肌肉延展性、增加運動表現,但是對於肌力的增加,其實沒有很大的幫助。

至於用電療的方式,通常只會用在有神經病變、自己無法做出主動動作的病人,例如:腦中風病人、脊髓損傷病人,才會利用一種叫作「功能性電刺激(Functional ES)」來放鬆肌肉痙攣,防止肌肉萎縮,增加血液循環。另外「電脈衝肌肉刺激(EMS)」可用來增加肌肉力量,有些特殊或職業性的運動員訓練會使用此機器來增加訓練強度。對一般人來說,**若自己的肌肉能正常的運動、運用的話,其實沒有必要用到電刺激、電療的方式來增加肌肉量。**另外,「經皮神經電刺激(TENS)」我們會用來做肌肉放鬆、止痛及舒緩運動後的緊繃。

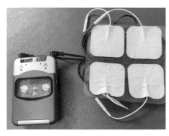

經皮神經電刺激
(TENS)

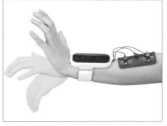

功能性電刺激
(Functional ES)

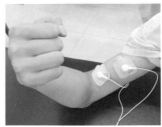

電脈衝肌肉刺激
(EMS)

Q9 想運動，但又擔心運動傷害，到底要怎麼做？

A 不同的年齡層，有不同的準則：

● 年輕人及沒有受過傷的人

可以參考書內或是網路上的影片指引進行運動，但記得在運動前要先熱身，再進入主運動；運動結束後要做緩和運動。強度的部分，先從較低強度開始，再慢慢增加強度、次數。運動過程中，要注意有沒有不適感，若有就要立刻停止；運動過後也不能有任何的不適感產生。

● 曾經受過傷的人

曾經有肌腱受傷或腰椎受傷的人，運動之前一定要先諮詢醫師，或請醫師建議適合的運動項目，因為有些受傷，可能是因為其他肌肉力量不夠而造成的，舉例來說，許多打高爾夫球的人都有肩膀受傷的問題，我們在處理肩傷時才發現，原來是因為打球時的核心肌群不夠，導致關節力量過度負荷所致。這樣的病人，我

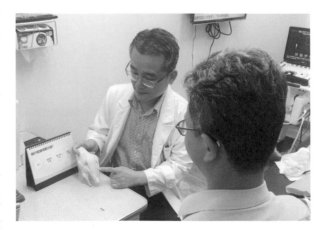

們就會建議要同時訓練加強核心肌群，否則單純只訓練肩膀及上臂肌力，是沒有辦法徹底解決問題。回去運動初期，建議可以使用適當的護具來保護，減少傷害發生，直到操控能力都復原後才慢慢脫離護具。

所以，對於曾經受過傷的人，建議一定要向專業的醫師諮詢後，再選擇適合的運動，比較安全。而一般健康的人，也可以透過醫師、治療師，先整體評估身體結構及體能狀況，針對個人設計適合的運動，也可以有效減少因為運動而產生的傷害。

● 長者

老年人有個共通的問題：**因為怕痛、怕受傷而不敢動；越不敢動，肌肉量就越不夠，肌少問題就越容易產生，就又更容易受傷，於是一直不斷地如此惡性循環。**針對這樣的老年人問題，通常會先建議從較簡單、安全的運動開始，一旦慢慢地將能力、肌力提升之後，他也會較有自信、較敢去做運動，如此良性循環下來，肌肉力量才能慢慢建立起來。

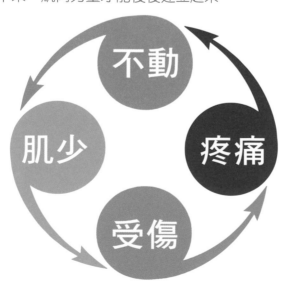

能夠持之以恆地做，對老年人來說是很重要的！但因為老人家很容易健忘，今天教他的動作，他可能很快就忘記了，所以必須要透過家人經常性、反覆性的提醒，才能夠持續進行。當然，也可以透過一些團體運動、課程，透過團體老師帶領、友伴的鼓勵，甚至家人能夠陪同一起做訓練來達成。另外，也可以利用一些很好的 AI 智慧裝置，藉以達到提醒及訓練功能，來增加運動能力及肌力，減少受傷的機會。

● 有心臟病、腎臟病及三高問題的族群

這些族群在運動之前，一定要經過醫師評估及量測之後，再來開立運動處方、設計適合的運動，以避免產生傷害。有這些疾病的族群，因不適當的運動所造成傷害的後果非常嚴重，有可能造成猝死等等的問題，務必要特別注意小心，不要貿然從事不熟悉的運動項目；運動時如果有任何不舒服，也一定要立刻停止。

總之，運動是一件好事，但最好一定要做好事前的準備，方能減少不必要的傷害。

Q10 防肌少，多運動就好嗎？ 怎麼知道有沒有運動過量呢？

許多人在平時都有下班後去健身房運動的習慣，或是假日和同事、朋友一起相約去慢跑、參加馬拉松比賽；加上醫師也常常提醒，平常要多運動，沒事多運動、多運動沒事。的確，運動可以為我們帶來許多健康效益，但是，「運動過量」也有可能會傷身，對健康扣分喔。

? 要怎麼知道運動有沒有過量？

以下提供一些資訊供大家評估參考：

▶ 運動時發生頭暈目眩、冒冷汗

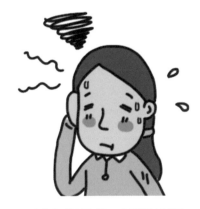

當發生這樣的狀況，有可能跟運動強度太強，或運動過量而造成的血壓升高有關係，這時候就要立刻停止運動，然後休息，並且降低運動強度。另外，運動前如果沒有吃東西，空腹運動也會導致頭暈目眩，所以運動前務必要吃一點東西，補充能量後，再開始運動；尤其是罹患糖尿病的個案，千萬不可空腹運動，以免低血糖的發生。

▶ 一開始運動時，就感覺疲憊、喘、胸悶

有這些症狀的話，表示運動量已經超過你的負荷，這時也應立即停止運動，尤其是心肺功能或心肺耐力較差的、沒有運動習慣的人，在一開始運動初期，建議運動強度不宜過強，以免增加產生心血管問題的風險。

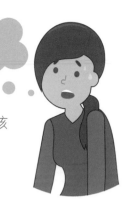

▶ 運動過程中感覺口渴

運動中感覺口渴，代表的是體內水分不足，有可能是在激烈運動中產生水分大量流失，這時候就應該要盡快補充水分，避免持續運動而產生脫水危險。

▶ 運動後感覺非常疲憊、沒有精神，心煩氣躁

這些狀況也都有可能是運動過量所造成。若是適當的運動，在運動之後是可以讓身心放鬆、心情愉悅甚至達到舒壓的效果，但若產生上述的狀態，即表示過量。建議運動還是採漸進性為原則，避免突然從事過度激烈的運動較佳。

▶ 運動後睡眠品質變差，容易感冒、喉嚨痛

運動過量也容易產生免疫系統變差的狀況，因為適度的運動是可以改善睡眠品質、提升免疫力，讓我們比較不容易感冒或生病的。

▶ 運動後感覺到運動的肌肉有痠痛感

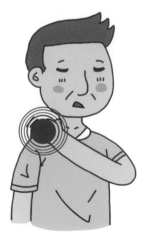

一般來說，運動後的肌肉痠痛或大多休息一天左右就會改善，若是休息後，痠痛感仍未減輕，甚至合併有疼痛的情況出現，就要注意是否發生「遲發性運動痠痛（DOMS）」的狀況。遲發性肌肉痠痛一般是在運動後24~48小時出現的肌肉痠痛，多半發生在從事不熟悉或不常從事的運動型態，或是運動強度高出平常的訓練；另外，也常發生在肌肉反覆從事離心收縮的運動時，最主要是運動中產生的乳酸堆積無法有效率的代謝掉。

遲發性運動痠痛會伴隨著身體疲勞、肌肉僵硬的現象，而這些也都跟運動過量有相關。處理的方法就是休息、適度熱敷或做肌肉的靜態伸展、按摩，改善血液循環，加速乳酸廢物的代謝，或做肌筋膜放鬆，如此就可以改善肌肉痠痛，避免肌肉再次傷害的產生。

總之，若是平時沒有規律運動習慣的民眾，最好依照個人體能循序漸進的安排運動，不要貪心、貪快，以漸進性、規律的運動方式，才不會產生運動過量或是運動傷害的問題；同時，運動前的暖身、運動後的伸展及營養補充，也是相當重要的一環。

而肌肉量不足或是年長者從事肌力強化的運動時，運動中肌肉會有局部的痠，這是因為達到運動效果所產生的，有利於肌肉刺激及合成生長。但是要注意的是，若是運動後的痠痛持續超過 48 小時，或是合併運動部位有發生紅腫熱痛，影響活動的狀況時，可能就不是單純的運動過量，建議要盡快就醫，確認是否有運動傷害發生，千萬別不以為意、掉以輕心，而影響復原。

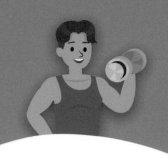

第五章

鍛錬篇

強化四肢及
軀幹肌力運動

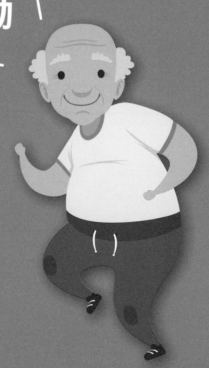

健身輔助器具介紹

在家鍛鍊，可以利用一些健身輔助小物，
讓運動更有效果哦！

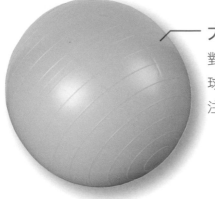

大抗力球

對於脊柱、骨盆有很好的鍛鍊和恢復效果。
球體的外型，方便移動訓練，使身體需要專
注控制球體，可達到肌耐力的提升。

小抗力球

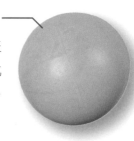

抗力球的直徑大小不同，帶來的整體功效也有差
異。小抗力球除了可以訓練到更多部位之外，比
起大抗力球，更能隨意移動位置，創造更多可能。

沙包

一般都是用於增加鍛鍊的強
度，使欲鍛鍊的部位能更結
實、肌肉更發達，也會較有
力量。

瑜珈墊

增強運動穩定性，避免運動過程中出現失誤，
而導致受傷或身體受損。

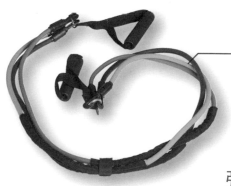

彈力繩

能增加各種角度的阻力性鍛鍊，對肌肉的單一刺激效果高於啞鈴。

彈力帶

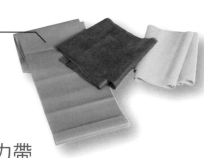

有非常好的彈性和韌性，用以訓練肌肉的伸展和耐力。

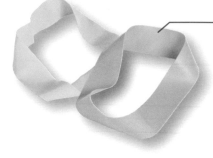

環狀彈力帶

可以套在身上，訓練小肌群，進行側併步、衝刺等爆發力訓練。

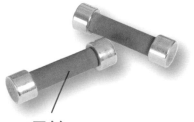

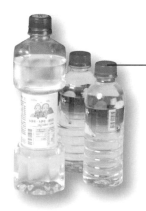

礦泉水瓶

啞鈴替代物；重量較啞鈴輕，是家裡隨手可取得的鍛鍊輔助小物。

啞鈴

強身健體，能配合不同運動項目一起使用，增加鍛鍊強度。

上肢肌力部分
大手臂訓練

訓練目標	透過訓練肱大手臂肌肉群（含肱二頭肌與肱三頭肌），可以幫助我們提重物，搬東西或抱孫子較不容易有傷害或是痠痛的情形。

▼ 徒手

難易度 ★ ☆ ☆

step 1

雙腳踩穩地面，抬頭挺胸，雙手置於身體兩側，手肘靠近身體，掌心朝前輕握，手腕放輕鬆。

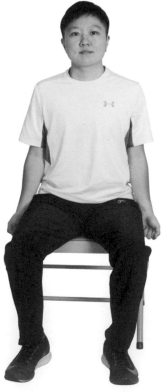

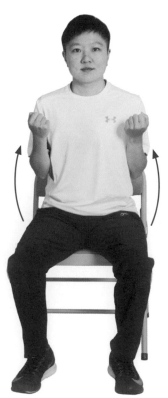

step 2

想像手提了重物，雙手往上舉，手肘還是要盡量靠近身體，動作放慢，感覺手臂肌肉在用力，學習肌肉控制唷！

▼ 彈力帶 難易度 ★★★

彈力帶除了可以讓手臂更有力之外，同時可以訓練穩定性唷！

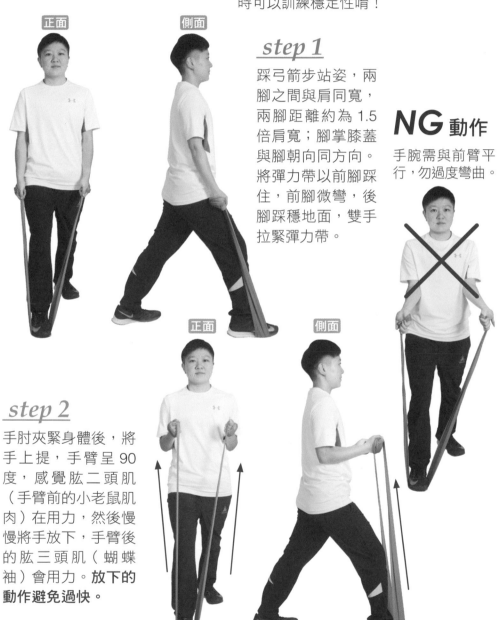

正面　　側面

step 1

踩弓箭步站姿，兩腳之間與肩同寬，兩腳距離約為 1.5 倍肩寬；腳掌膝蓋與腳朝向同方向。將彈力帶以前腳踩住，前腳微彎，後腳踩穩地面，雙手拉緊彈力帶。

NG 動作

手腕需與前臂平行，勿過度彎曲。

step 2

手肘夾緊身體後，將手上提，手臂呈 90 度，感覺肱二頭肌（手臂前的小老鼠肌肉）在用力，然後慢慢將手放下，手臂後的肱三頭肌（蝴蝶袖）會用力。**放下的動作避免過快。**

正面　　側面

上肢肌力部分

胸部肌群訓練

訓練目標	透過訓練胸部肌群，可以幫助抬頭挺胸有精神，穿衣服好看，對於呼吸也有幫助。

▶ 徒手

難易度 ★ ☆ ☆

動作放慢感覺肌肉有在用力

step 1

雙腳踩穩地面，不聳肩，抬頭挺胸，雙手於眼前十指緊扣，手肘先與肩一樣寬。

step 2

兩手肘相互靠近，內夾的感覺。若手肘無法碰在一起沒關係，盡量向內夾，動作放慢，感覺肌肉有在用力。

▶ 小抗力球

難易度 ★ ★ ☆

step 1

雙腳踩穩地面，抬頭挺胸，雙手於眼前十指緊扣，手肘先與肩一樣寬，輕夾住小球。

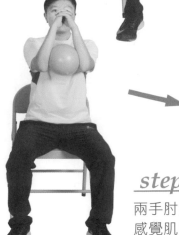

step 2

兩手肘內夾小球，動作放慢，感覺肌肉用力；在內夾的動作停大約 10 秒鐘。

▼ **啞鈴** 難易度 ★ ★ ★

step 1

雙腳與屁股同寬，膝蓋放鬆不鎖死，膝蓋腳尖朝向同方向，抬頭挺胸，雙手輕握啞鈴並打開成投降的手勢，手肘與胸同高，手臂成 90 度。

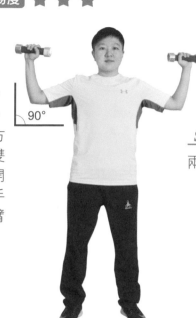

step 2

兩手肘相互靠近，向內夾。

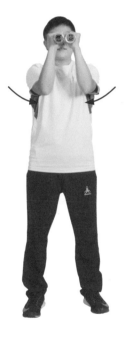

step 3

可搭配腳步的移動，向左向右跨微蹲，同時手肘打開，增加運動強度；**但若下肢有不適或是動作過程不熟悉，可選擇站姿即可，不需做到跨蹲的姿勢。**

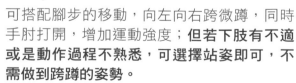

上肢肌力部分
肩關節肌群訓練

> **訓練目標** 肩部肌群如同上半身的盔甲，可以幫助我們在日常生活中向上拿東西或舉手等等許多的動作；同時，也可以增加肩關節的活動度，減少肩頸相關疾病與疼痛等情形發生。

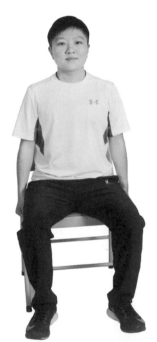

◀ **徒手**

難易度 ★ ☆ ☆

step 1

雙腳踩穩地面，抬頭挺胸，雙手垂直於身體兩側，手肘靠近身體。

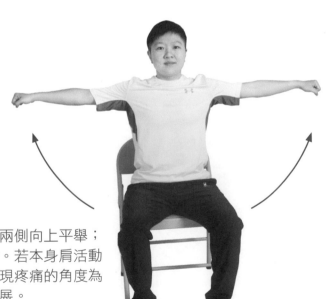

step 2

想像雙手提了重物，往兩側向上平舉；手腕與手臂需保持平行。若本身肩活動度受限，以做到不會出現疼痛的角度為主，並可以多做肩部伸展。

▼ 彈力帶　難易度 ★ ★ ★

step 1

採弓箭步站姿，兩腳距離約為 1.5 倍肩寬，腳掌膝蓋與腳朝向同方向。將彈力帶以前腳踩住，前腳微彎，後腳踩穩地面，雙手拉緊彈力帶。

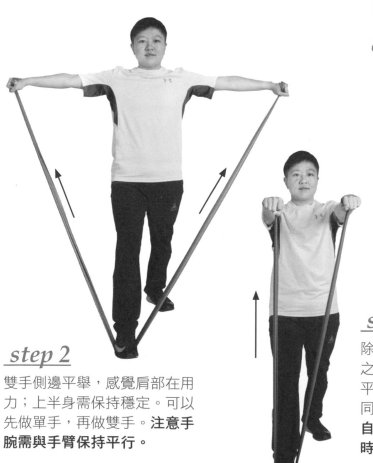

step 2

雙手側邊平舉，感覺肩部在用力；上半身需保持穩定。可以先做單手，再做雙手。**注意手腕需與手臂保持平行。**

step 3

除了雙手側邊平舉之外，也可以向前平舉至胸口或與肩同高，**過程中保持自然的呼吸，放下時速度要慢。**

上肢肌力部分
背部肌群訓練

訓練目標 | 透過訓練背部肌群，可以幫助我們增加背部力量，抬頭挺胸，體態更佳，且對於減少疼痛與增加上肢柔軟度也有幫助。

▶ **徒手**

難易度 ★ ☆ ☆

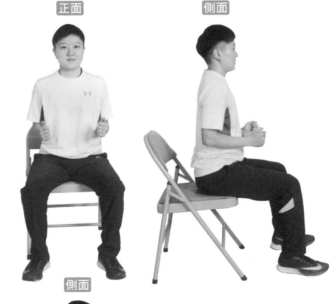

正面　　側面

step 1

椅子坐一半，雙腳張開與屁股同寬，膝蓋腳尖朝向同方向，踩穩地板，雙手置於身體兩側成 90 度，輕輕握拳。

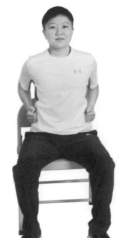

正面

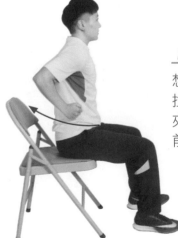

側面

step 2

想像似划船的動作，手向後拉，拳頭到腰部；上背有內夾的感覺，再慢慢地把手往前，手肘回到腰部。

▼ 彈力帶 　難易度 ★ ★ ★

正面　　　　側面

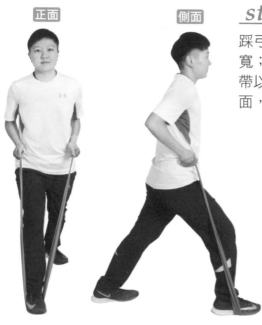

step 1

踩弓箭步站姿，兩腳距離約為 1.5 倍肩寬；腳掌膝蓋與腳朝向同方向。將彈力帶以前腳踩住，前腳微彎，後腳踩穩地面，雙手拉緊彈力帶。

NG 動作

背打直，勿彎腰駝背。

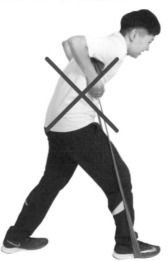

正面　　　　側面

step 2

手向後拉，拳頭到腰的位置，手腕與手臂需保持平行再慢慢將雙手收回，手肘回到腰部，避免快速放下。

▼ YWT 訓練（徒手） 難易度 ★ ☆ ☆

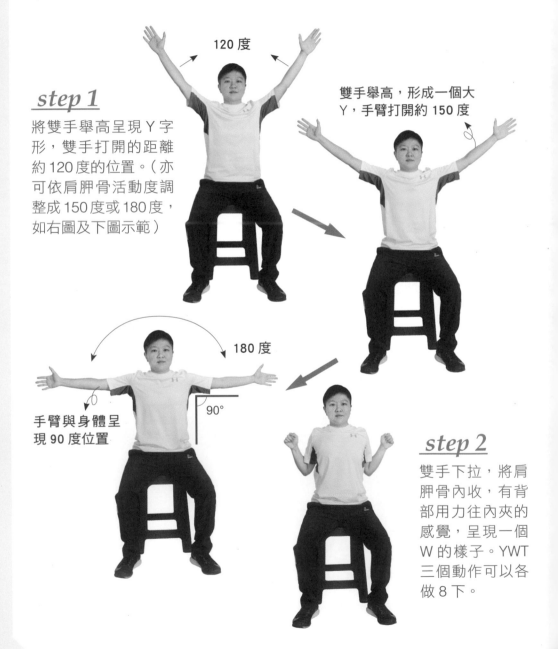

120 度

step 1

將雙手舉高呈現 Y 字形，雙手打開的距離約 120 度的位置。（亦可依肩胛骨活動度調整成 150 度或 180 度，如右圖及下圖示範）

雙手舉高，形成一個大 Y，手臂打開約 150 度

180 度

手臂與身體呈現 90 度位置

90°

step 2

雙手下拉，將肩胛骨內收，有背部用力往內夾的感覺，呈現一個 W 的樣子。YWT 三個動作可以各做 8 下。

▼YWT 訓練（沙包） 難易度 ★ ★ ☆

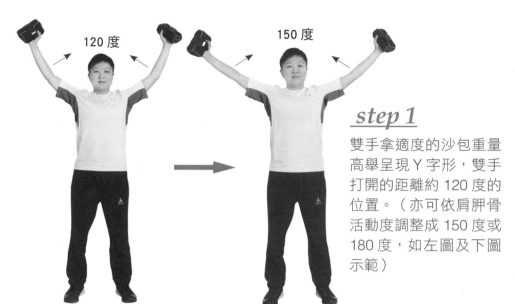

120 度　150 度

step 1

雙手拿適度的沙包重量高舉呈現 Y 字形，雙手打開的距離約 120 度的位置。（亦可依肩胛骨活動度調整成 150 度或 180 度，如左圖及下圖示範）

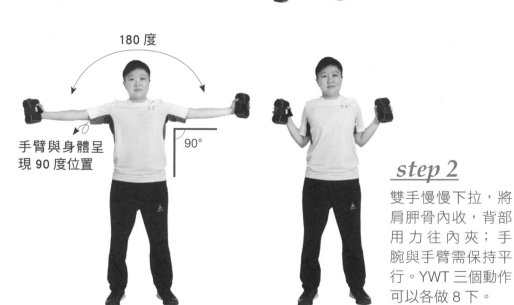

180 度

手臂與身體呈現 90 度位置

90°

step 2

雙手慢慢下拉，將肩胛骨內收，背部用力往內夾；手腕與手臂需保持平行。YWT 三個動作可以各做 8 下。

上肢肌力部分
拳擊運動訓練

> **訓練目標** 透過簡單的直拳動作，可以訓練上手臂的力量；搭配抬腳也很有趣唷！

▶ **徒手**

難易度 ★ ☆ ☆

step 1

雙腳踩穩地版，與屁股同寬，膝蓋腳尖朝前，椅子坐一半，雙手舉起放至下巴位置。

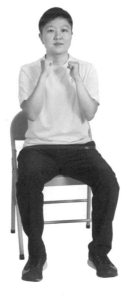

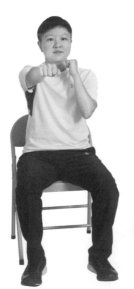
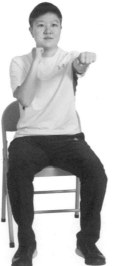

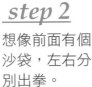

step 2

想像前面有個沙袋，左右分別出拳。

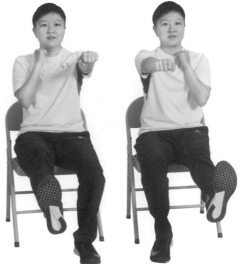

step 3

亦可搭配抬腳動作，訓練對側反應。出右拳抬左腳，出左拳抬右腳；亦可同手同腳。

訓練目標

透過手握小抗力球來出拳，可以訓練到更多的肌肉喔！

▶ **小抗力球**

難易度 ★ ★ ★

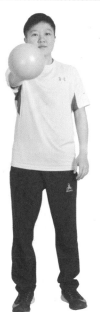
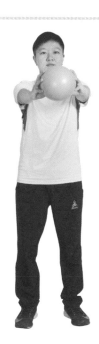

step 1

雙腳與屁股同寬，膝蓋放鬆不鎖死，以單手輕捏住小抗力球。將球向前推出，左右輪流各推 10 下，也可以用雙手一起推唷。

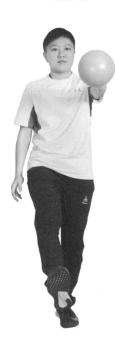
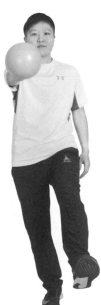

step 2

出球時抬起一腳，另一腳單腳站穩以增加平衡訓練，然後再左右腳互換。注意：**手要握緊球，腳要站穩。**

軀幹部分

側腹肌訓練

訓練目標 透過軀幹左右側彎的動作，可以訓練雙側腹肌的力量，同時也能拉展側邊筋膜，並能增加脊椎活動度。

▶▶ **微笑曲線**

難易度 ★ ☆ ☆

step 1

下腹收緊，骨盆保持中間位置，不過度挺胸或拱背；大腿左右打開 45 度，膝蓋對準第二根腳趾。

step 2

軀幹向左右兩邊側彎雙手劃開；一手沿側腰上滑，另一手延伸側邊，畫個微笑曲線。

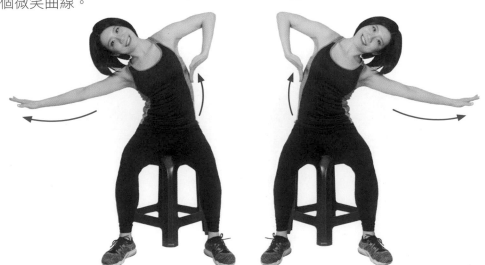

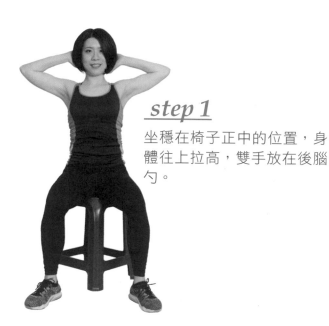

▶ 左右側彎

● 初級版：徒手

難易度 ★ ☆ ☆

step 1

坐穩在椅子正中的位置，身體往上拉高，雙手放在後腦勺。

step 2

上半身（腰部以上）向左右兩側慢慢倒，在動作的過程中，雙手要穩定支撐，並將動作放慢。

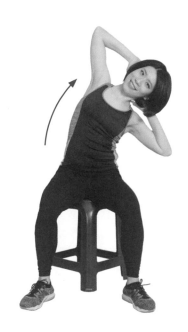

● 進階版：以彈力帶輔助 難易度 ★ ★ ☆

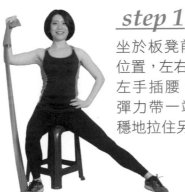

step 1

坐於板凳前二分之一位置，左右側弓箭步，左手插腰，右腳踩著彈力帶一端，右手穩穩地拉住另一端。

step 2

脊椎向上延伸後，拉著彈力帶的右手，盡量往左側拉。換邊亦同。

▼ 哈囉！你好，側彎運動

● 初級版 難易度 ★ ★ ☆

step 1

單腳站立，一隻手扶著椅子維持身體平衡；另一隻手向上舉起呈 90 度，似打招呼「哈囉」的位置，另一腳抬起約 90 度。

step 2

收縮側腹，將舉起的手肘下拉，左膝 90 度上舉，手肘和膝互相靠近。

● 進階版 難易度 ★ ★ ★

step 1

同初級版一樣的預備動作。

step 2

收縮側腹肌，舉起的手肘往下拉的同時腿向外延伸伸直，用手肘去碰膝蓋。動作時，側腹肌和臀部外側肌群要收縮。

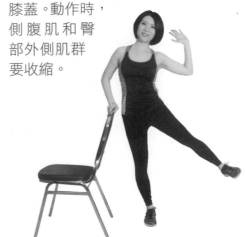

軀幹部分

腹直肌訓練

訓練目標	藉以誘發深層的核心肌群，促進脊椎的穩定，減少腰痠背痛，也能鍛鍊腹部前方的腹直肌。

▶ 雙腳交替點地

• 初級版

難易度 ★ ☆ ☆

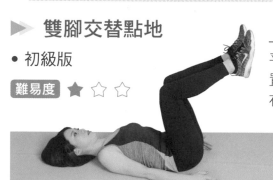

step 1

平躺，下腹部收緊，保持骨盆正中位置。雙腳離開地面屈膝與髖關節保持在 90 度的位置。

step 2

穩定位置後，左右腳交替向下點地。過程中須保持腰部一直平貼在地板上。

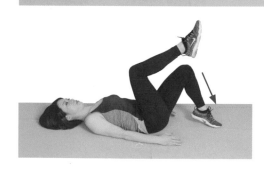

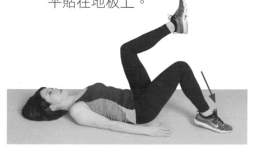

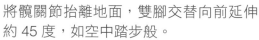

• 進階版　難易度 ★ ★ ☆

將髖關節抬離地面，雙腳交替向前延伸約 45 度，如空中踏步般。

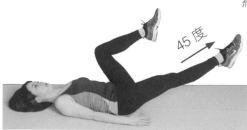

45 度

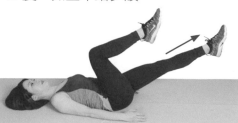

• 加強版一

難易度 ★ ★ ★

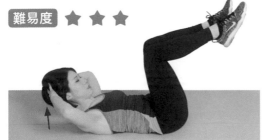

step 1

同樣的，將雙腳離開地面屈膝與
髖關節保持在 90 度的位置，雙手
置於後腦勺，脖子延伸，上半身
離開地面，抬至肩胛骨下緣。

step 2

雙腳交替伸出、拉回，如在空
中踏步般。

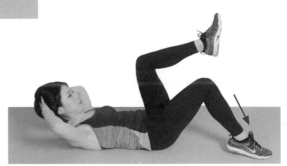

45 度

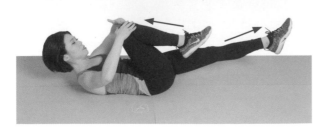

• 加強版二

難易度 ★ ★ ★

脖子延伸，上半身離開地
面，抬至肩胛骨下緣。雙
腳膝蓋輪流拉近靠向胸口
方向，雙手碰膝蓋。

▼ 上下傳接球 • 以大抗力球輔助

難易度 ★ ★ ★

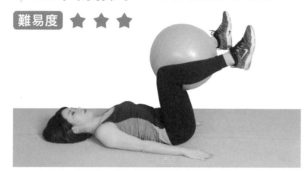

step 1

膝蓋彎曲 90 度，將大抗力球夾穩於雙膝中間。

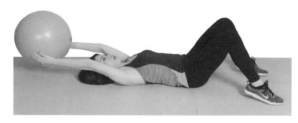

step 2

膝蓋維持 90 度，屈雙膝往胸口將球傳到雙手上；再傳回膝蓋；手和膝蓋來回交替傳接球。

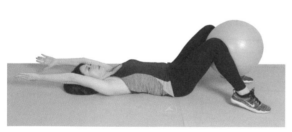

另外，亦可將球夾於雙踝之間，同樣的手和腳踝在空中交替傳接球。

軀幹部分

腹斜肌訓練

訓練目標 │ 透過上半身旋轉加抬腳的活動,可以鍛鍊交叉於腹部前方的腹斜肌。

▶▶ **軀幹旋轉合併抬腿**

難易度 ★ ☆ ☆

step 1

坐在沒有靠背的椅子上。雙手置於後腦勺,收下腹,挺胸不駝背。

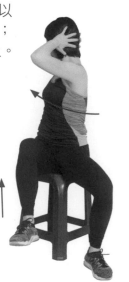

step 2

向左轉,抬左腳。旋轉時,只轉動上半身,以手肘去碰膝蓋的感覺;下半身穩穩坐在椅子上。

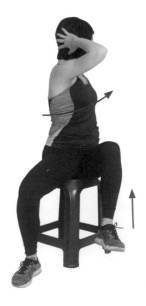

step 3

向右轉,抬右腳。左右邊輪流做。

▼ 砍柴旋轉運動 ● 以小抗力球輔助　難易度 ★ ★ ☆

step 1

雙手拿球，往右斜上後方轉腰。手斜上舉時，軀幹不往後倒。

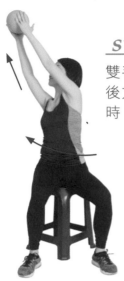

step 2

拿球由右上轉向左下方，似砍柴動作，抬左腳，眼睛要隨著球的方向移動。

step 3

換個方向再做一次。雙手拿球往左斜上後方轉腰，球由左上移動至右下方，抬右腳。

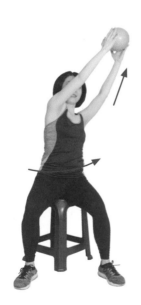

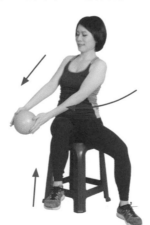

NG 動作

駝背、聳肩、骨盆沒坐穩。

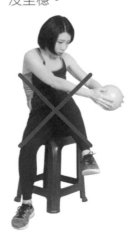

軀幹部分

背肌訓練

訓練目標｜透過蹲站與夾背的合併動作，可以訓練背部肌肉，也能減少駝背與下背不適的情形。

▶▶ **肩胛內夾身體下蹲**

● 初級版
難易度 ★ ☆ ☆

step 1
雙腳站立與肩 1.5 倍寬的距離，膝蓋對準第二根腳趾頭，雙臂斜舉，手過頭呈三角形。

step 2
雙腳往下蹲，以膝蓋不超過腳尖為準；肩胛骨往脊椎內收夾，雙手手臂往下、往斜後方夾背。

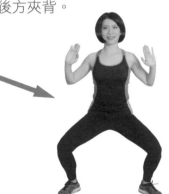

● 進階版
難易度 ★ ★ ☆

step 1
雙腿與肩同寬，一腳往後踩，呈弓箭步。

step 2
身體重心保持在雙腿中間，將肩胛骨往脊椎內收夾，雙手往下、往斜後方拉、夾背，同時後腳垂直向下蹲。

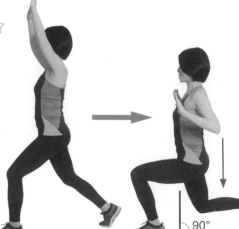

90°

▼ 弓箭步之雙臂後舉　● 以啞鈴輔助　難易度 ★ ★ ★

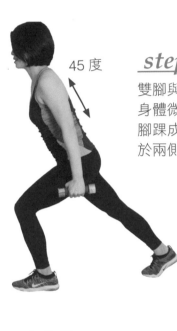

45 度

step 1

雙腳與肩同寬，弓箭步前彎後直，身體微微前傾 45 度，肩膀、骨盆、腳踝成一直線，雙手拿啞鈴自然垂於兩側。

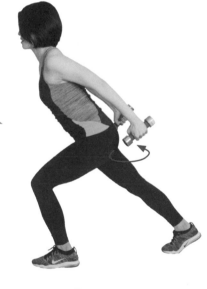

NG 動作

過度聳肩，下巴往前突出。

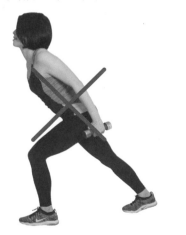

step 2

維持下巴收，肩胛骨往中間收，肩膀下壓、手臂伸直後，順時針旋轉手臂，再反過來逆時針旋轉手臂。記得，背部打直，手臂出力。

軀幹部分

平衡與協調整合訓練

> **訓練目標** | 透過弓箭步和單腳站動作的交替轉換，可以進一步訓練平衡與全身肌肉的協調整合。

▶▶ **蹬腳立定動作**

難易度 ★ ★ ☆

step 1

雙腳與肩同寬站穩，前後腳打開約 1.5 倍肩寬，雙膝微彎，手斜 45 度伸直。

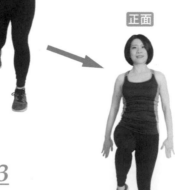

step 2

往上拉起的時候，手下拉，同時後腳舉起，前腳支撐、站穩。

正面　　　　側面

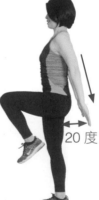

20 度

45 度

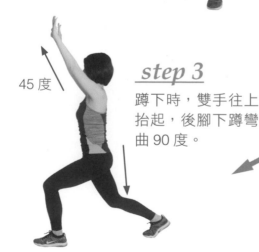

step 3

蹲下時，雙手往上抬起，後腳下蹲彎曲 90 度。

特別注意：雙手放下時，手臂後拉至身側或身側後約 20 度。

▼ 側移芭蕾動作　　難易度 ★ ★ ★

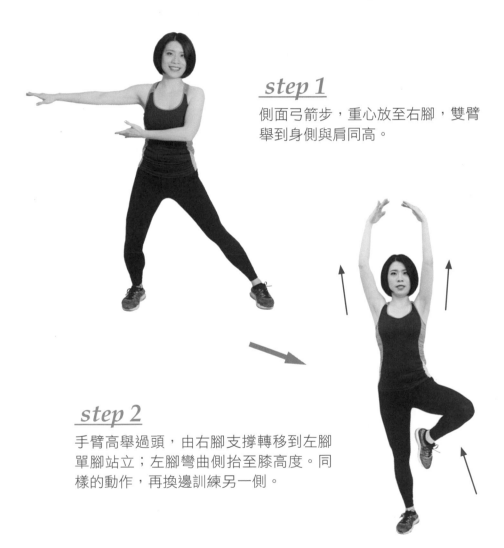

step 1

側面弓箭步，重心放至右腳，雙臂
舉到身側與肩同高。

step 2

手臂高舉過頭，由右腳支撐轉移到左腳
單腳站立；左腳彎曲側抬至膝高度。同
樣的動作，再換邊訓練另一側。

下肢肌力部分

股四頭肌訓練

訓練目標 | 透過輕負重訓練，刺激股四頭肌群，來達到更好的肌力訓練。

▶▶ 沙包負重

難易度 ★ ★ ☆

step 1

用適當重量的沙包綁在腳踝關節處，坐在有靠背的椅子上，背部放鬆靠著椅背坐穩，吸氣準備動作。

step 2

吐氣時，膝關節慢慢伸直抬高，腳尖指向上、不外轉，動作時可感受到股四頭肌出力。

股四頭肌

step 3

同樣的動作，換腳再一次。兩腳輪流做。

下肢肌力部分
腿部肌群訓練

訓練目標 多關節的下肢肌力訓練，同時強化髖、膝、踝的肌肉力量及動作控制能力。

◀ **深蹲** • 初級版

難易度 ★★☆

step 1
雙手扶在一把穩定的椅子上當支撐。雙腳打開與肩同寬，準備動作。

step 2
吸氣時，髖關節先往後動作，再與膝關節同時慢慢地向下蹲，軀幹保持中立，大腿與地面平行。吐氣時，髖關節與膝關節伸直站起來，回到起始的位置。

• 進階版

難易度 ★★★

step 1
不扶椅子（雙手可舉於胸前協助平衡），雙腳與肩同寬，準備動作。

step 2
吸氣時，髖關節先往後動作，接下來髖關節與膝關節同時向下蹲，軀幹保持中立且大腿與地面平行。雙手自然合放胸前，保持平衡。

NG 動作
軀幹彎腰駝背，並過於前傾。

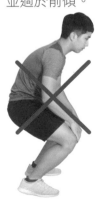

▼ 深蹲左右側走 ● 以彈力帶輔助

難易度 ★ ★ ★ ★

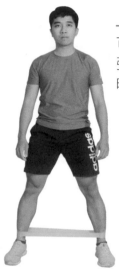

step 1

可在踝關節處綁上彈力帶，雙腳比肩略寬。

step 2

吸氣時，髖關節向後動作，如深蹲姿勢慢慢蹲下，軀幹保持中立，肩胛骨後收，雙手自然置在胸前，維持平衡。

step 3

配合雙手擺動，左右橫移跨步，膝關節要對準第二根腳趾頭，啟動大腿前側及臀部肌群。

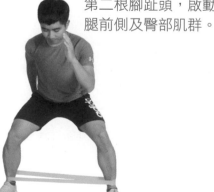

NG 動作

軀幹彎曲駝背，重心過前，未保持中立。

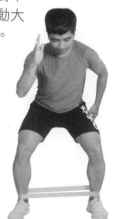

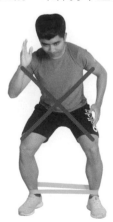

▼ 弓箭步蹲姿運動

• 無負重　難易度 ★ ★ ☆

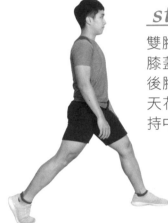

step 1

雙腳踩弓箭步，前腳膝蓋對準第二腳趾，後腳腳跟踮起，指向天花板；軀幹脊椎保持中立。

step 2

吸氣，身體向下蹲，軀幹脊椎保持中立，雙腳膝蓋離心控制，重心擺在前腳，後腳不外八，前腳膝蓋不晃動。吐氣雙腳伸直膝關節站起。

• 啞鈴

難易度 ★ ★ ★

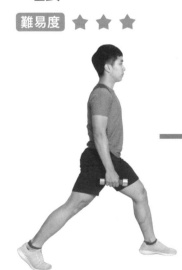

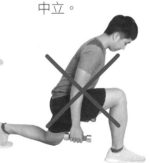

NG 動作

軀幹勿前傾或後仰，需保持脊椎中立。

進階訓練可加入啞鈴負重，挑戰肌力。動作與初級訓練同樣動作。**特別注意：啞鈴重量要量力而為。**

下肢肌力部分

骨盆肌群訓練

訓練目標 強化臀部肌群力量，給予下背及膝蓋更多保護力。

▶▶ 橋式運動

難易度 ★ ☆ ☆

step 1

躺姿下，雙腳踩地與肩同寬，腳踝關節（腳跟）約在膝關節正下方，吸氣準備動作。

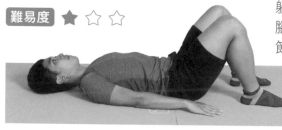

step 2

吐氣時，臀部夾緊小腹出力，抬起，至脊椎正中位置。吸氣再緩緩放下，重複動作。

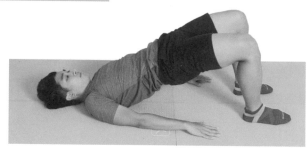

NG 動作

臀部抬起高度不足，未達到脊椎中立位置。

踝關節過於向後。

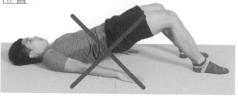

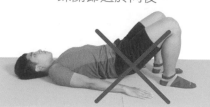

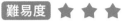

▼ 硬舉運動 ● 初級版

難易度 ★ ★ ★

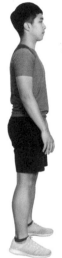

step 1

雙腳與肩同寬，
準備動作（如搬
重物動作）。

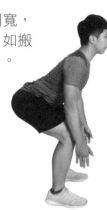

step 2

吸氣時，髖關節向後動作，
軀幹保持中立，肩胛骨向
後收，心窩往腳尖靠近，
雙手自然下垂。

NG 動作

軀幹過於彎曲
駝背，未保持
中立，重心過
於向前。

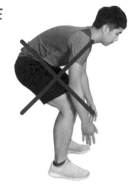

● 進階版

難易度 ★ ★ ★ ★

動作同上一組，增加難度，加入
抗力球，模擬重物。

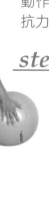

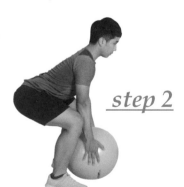

step 2

NG 動作

物體過於遠離身體。

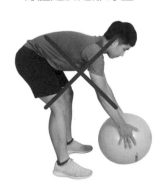

享健康 *007*

肌少成疾：
肌少症專家聯手傳授保健X營養X鍛鍊，
搶救肌少症，強健下半生

臺灣進入高齡社會，別讓「肌少症」成為你失能的原因！

作　　　者	陳昭蓉、林宗慶、許碧惠
物理治療師團隊	丁俊文、葉姵君、田玉笛、賈智傑
顧　　　問	曾文旭
統　　　籌	陳逸祺
編輯總監	耿文國
主　　　編	陳蕙芳
執行編輯	翁芯琍
攝　　　影	許正德
封面設計	吳若瑄
內文排版	吳若瑄
圖庫來源	Shutterstock.com
法律顧問	北辰著作權事務所

印　　　製	世和印製企業有限公司
初　　　版	2020年6月
初版七刷	2022年10月
出　　　版	凱信企業集團－凱信企業管理顧問有限公司
電　　　話	（02）2773-6566
傳　　　真	（02）2778-1033
地　　　址	106台北市大安區忠孝東路四段218之4號12樓
信　　　箱	kaihsinbooks@gmail.com

定　　　價	新台幣380元 / 港幣127元
產品內容	1書

總 經 銷	采舍國際有限公司
地　　　址	235 新北市中和區中山路二段366巷10號3樓
電　　　話	（02）8245-8786
傳　　　真	（02）8245-8718

國家圖書館出版品預行編目資料

肌少成疾：肌少症專家聯手傳授保健x營養x
鍛鍊,搶救肌少症,強健下半生 / 陳昭蓉, 林宗
慶, 許碧惠合著. -- 初版. -- 臺北市：凱信企
管顧問, 2020.06
　　面；　公分
ISBN 978-986-98690-6-5(平裝)

1.骨骼肌肉系統疾病 2.健康法

416.64　　　　　　　　　　109005946

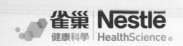

立攝適® 均康
一般成人營養品

固營養 靠均康

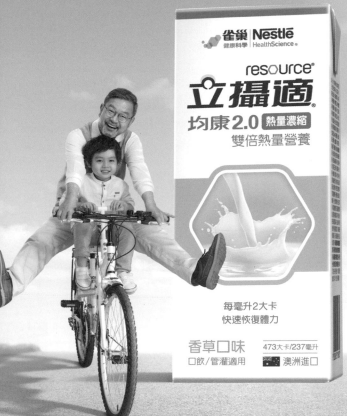

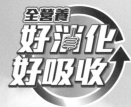

全營養
好消化
好吸收

雙倍熱量
限水

雙倍熱量、優質蛋白
增強體力，提升保護力

高維生素
C&E

優質蛋白
BCAA

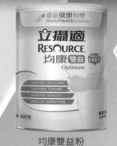

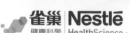

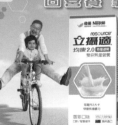

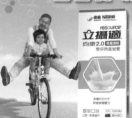
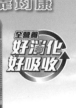
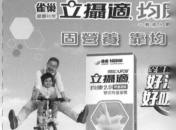

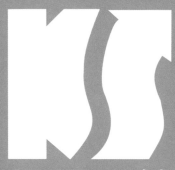

凱信企管

用對的方法充實自己，
讓人生變得更美好！

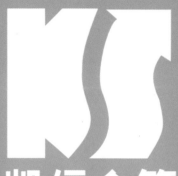

凱信企管

用對的方法充實自己，
讓人生變得更美好！

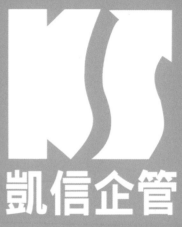

凱信企管

用對的方法充實自己，
讓人生變得更美好！

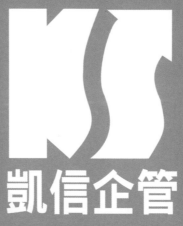

凱信企管

用對的方法充實自己，
讓人生變得更美好！